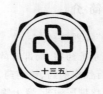

全国高等卫生职业教育
创新技能型"十三五"规划教材

供药学、护理、呼吸治疗技术、食品营养与卫生、康复治疗技术等专业使用

药理学

（案例版）

主　编　胡鹏飞　赵佩君

副主编　黄燕娟　饶玉良　孙运刚

编　委　（按姓氏笔画排序）

王雅君　上海健康医学院

孙运刚　上海健康医学院

吴　樱　上海市中医医院

陈　磊　上海震旦职业学院

赵佩君　上海震旦职业学院

胡鹏飞　上海震旦职业学院

饶玉良　上海健康医学院

黄燕娟　上海健康医学院

焦　莹　上海震旦职业学院

魏友利　上海震旦职业学院

华中科技大学出版社
http://www.hustp.com
中国·武汉

内 容 简 介

本书是全国高等卫生职业教育创新技能型"十三五"规划教材。

本书共分为16章，内容包括药理学总论、传出神经系统药物、局部麻醉药和静脉麻醉药、镇静催眠药、抗癫痫药和抗惊厥药、抗抑郁症药、治疗中枢神经系统退行性疾病药、镇痛药、解热镇痛抗炎药、抗心绞痛药、抗高血压药、利尿药和脱水药、作用于血液系统的药物、治疗糖尿病药、肾上腺皮质激素药及抗菌药物。

本书主要供药学、护理、呼吸治疗技术、食品营养与卫生、康复治疗技术等专业学生使用。

图书在版编目(CIP)数据

药理学:案例版/胡鹏飞,赵佩君主编. —武汉:华中科技大学出版社，2019.7(2024.1重印)
ISBN 978-7-5680-5360-0

Ⅰ.①药… Ⅱ.①胡… ②赵… Ⅲ.①药理学-高等职业教育-教材 Ⅳ.①R96

中国版本图书馆 CIP 数据核字(2019)第 151060 号

药理学(案例版)　　　　　　　　　　　　　　　　胡鹏飞　赵佩君　主编
Yaolixue(Anli Ban)

策划编辑：居　颖
责任编辑：丁　平
封面设计：原色设计
责任校对：阮　敏
责任监印：徐　露
出版发行：华中科技大学出版社(中国·武汉)　　　电话：(027)81321913
　　　　　武汉市东湖新技术开发区华工科技园　　　邮编：430223
录　排：华中科技大学惠友文印中心
印　刷：武汉邮科印务有限公司
开　本：889mm×1194mm　1/16
印　张：11
字　数：310千字
版　次：2024 年 1 月第 1 版第 5 次印刷
定　价：49.80 元

在《国务院关于加快发展现代职业教育的决定》和《教育部关于深化职业教育教学改革全面提高人才培养质量的若干意见》精神指导下,为适应 21 世纪职业教育的培养目标,大力推进职业教育人才培养模式的改革,向社会、医院第一线输送具有一定理论知识和较强实践技能的技术应用型人才,根据药学的工作岗位要求和特点,紧密结合工作岗位,我们撰写了《药理学(案例版)》这本教材。本教材注重实用性,开阔学生视野,突出技能,致力于培养实用型、技能型人才,使教学重点向药学的工作特点和执业要求转变,向以与临床用药疗效有关的用药为中心转变,为学生继续学习药学课程奠定知识基础。本教材强调贴近药学专业和临床实际需求实现"零距离",紧密结合国家卫生健康委员会刚颁布的国家执业药师资格考试新大纲的要求,并紧密结合技能培养及药学执业资格考试实际需求,注意学生技能培养、解决临床问题的能力及药学执业资格考试题型变化的要求。本教材特别强化"案例版"创新教材编写理念,弥补传统教学的缺憾,选择临床典型案例,并结合药学执业资格考试知识点进行分析,为课堂"案例教学"提供有力支持,从而增强学生分析、解决问题的能力,更加适应实际工作岗位需求。本教材特在每章设案例引导开篇,章节后有小结呼应,穿插有考点链接,还有自测题,紧扣执业药师资格考试大纲,全面涵盖知识点与考点,切实提高药学执业资格考试通过率。"药理学"是药学的专业核心课程,属于专业模块。"药理学"课程旨在为专业及临床服务,力求体现"疾病-药物-应用"这一主线,以就业为导向,以能力为本位。

本教材能如期得以顺利完成任务是因为得到院校各级领导的大力支持,也得到上海健康医学院专家的热情帮助,撰写本教材的各位老师尽职尽责,在此一并表示衷心的感谢。本教材虽然反复审核,但疏漏之处在所难免,恳请广大师生批评指正。

胡鹏飞　赵佩君

目 录

MULU

第一章　药理学总论

第一节　绪　言

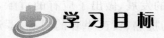

掌握药物、药理学的概念。

案例引导

一名 2 岁患儿,因发热及频繁腹泻到医院诊治。

【处方】庆大霉素注射液 120 mg,5％碳酸氢钠注射液 40 mL,5％葡萄糖溶液 120 mL,静脉滴注 1 次/日,共 3 日。

【用药后状况】用药后第 2 日患儿仍高热、腹泻,第 3 日患儿尿液呈酱油色并尿量减少。尿常规检查:尿蛋白(＋＋),红细胞(＋),潜血(＋＋＋)。

【用药分析】该患儿庆大霉素 1 日用量达 120 mg,已超过其最大使用量 2 倍。这是一起因庆大霉素超量使用造成患儿严重肾小管受损的典型案例。

一、药理学的性质与任务

药物(drug)是指能够影响机体器官生理功能和(或)细胞代谢活动,用于预防、诊断、治疗疾病的化学物质。

药理学(pharmacology)是研究药物与机体(包括病原体)相互作用规律及机制的一门学科。

药理学一方面研究药物对机体的作用,包括药物的药理作用、作用机制、临床应用和不良反应等;另一方面研究机体对药物的影响,包括药物在体内的吸收、分布、生物转化和排泄等体内过程,以及药物血药浓度随时间变化的动态变化规律。前者称为药物效应动力学(pharmacodynamics),简称药效学;后者称为药物代谢动力学(pharmacokinetics),简称药动学。

药理学是以生理学、生物化学、病理学等学科为基础,为指导临床合理用药提供理论基础的桥梁学科。药理学的任务是为阐明药物作用机制、改善药物质量、提高药物疗效、开发新药、发现药物新用途并探索细胞生理生化及病理过程提供实验资料。药理学的方法是实验性的。学习药理学的主要目的是理解药物的作用、作用机制及如何充分发挥其临床疗效,要理论联系实际,了解药物在发挥疗效过程中的因果关系。

二、药理学的发展史

药理学的发展是与药物的发现、发展紧密联系在一起的。远古时代人们为了生存,从生活经验中得知某些天然物质可以治疗疾病与伤痛,这是药物的起源。这些实践经验有不少流传至今,例如,明朝李时珍的《本草纲目》在药物发展史上具有里程碑意义,是我国传统医学的经典著作,全书共52卷,约190万字,收载药物1892种,插图1100余幅,药方11000余首,是现今研究中药的必读书籍,在国际上有多种文字译本广为传播。18世纪后期英国开始工业革命,不仅促进了工业生产也带动了自然科学的发展。其中有机化学的发展为药理学提供了物质基础,从植物药中不断提纯其活性成分,得到纯度较高的药物。此后药理学得到飞跃发展,第二次世界大战结束后出现了许多新的研究领域和新药,如抗生素、抗癌药、抗精神病药、抗高血压药、抗组胺药、抗肾上腺素药等。

1953年DNA双螺旋结构的发现,为其他学科的发展奠定了基础,如生物化学、细胞生物学、分子生物学等,而这些学科的发展又促进了药理学的发展。近几十年来,我国在新药开发和新理论研究方面均取得了长足的发展,做出了应有的贡献,特别是在中药药理研究方面,如青蒿素的抗疟、喜树碱和紫杉醇的抗癌、黄芪甲苷的强心、罗通定的镇痛等。我国药品生产水平得到极大提高,许多药品不仅能满足国内需求,还可出口创汇,为我国医药事业和世界医药事业的发展做出贡献。

三、用药须知

(1)什么是药品分类管理?

药品分类管理是国际通行的管理办法。它根据药品的安全性、有效性原则,依其品种、规格、适应证、剂量及给药途径等的不同,将药品分为处方药和非处方药并做出相应的管理规定。我国已先后实行了麻醉药品、精神药品、医疗用毒性药品、放射性药品和戒毒药品的分类管理,目前正在进行的处方药与非处方药分类管理,其核心是加强处方药的管理,规范非处方药的管理,减少不合理用药的发生,切实保证人民用药的安全有效。

(2)什么是处方药与非处方药?

处方药是必须凭执业医师或执业助理医师处方才可调配、购买和使用的药品。非处方药是指不需要凭执业医师或执业助理医师处方即可自行判断、购买及使用的药品。处方药英文称"prescription drug"或"ethical drug",非处方药英文称"nonprescription drug",在美国又称为"可在柜台上买到的药品(over the counter,简称OTC)",已成为全球通用的俗称。

(3)怎样识别非处方药?

《处方药与非处方药分类管理办法》指出,非处方药的包装必须印有国家指定的非处方药专有标识(OTC)。

(4)什么是安全合理用药?

安全合理用药就是应该做到:根据病情、患者体质和药物的情况适当选择药物,真正做到"对症下药",同时以适当的方法、适当的剂量、适当的时间准确用药。注意该药物的禁忌、不良反应、相互作用等,并且还要注意减少患者成本,这样就可以做到安全、合理、有效、经济地用药。

(5)如何安全合理选择药物?

首先应当确诊患者患了什么病,然后对症下药,不能只凭自我感觉或某一个症状就随便用药。例如,患者发烧、头痛,是许多疾病共有的症状,不能简单地服一些止痛退烧药完事;又如,腹痛也是一些疾病的共有症状,如果不分青红皂白地使用止痛药,就会掩盖一些急腹症的症状,贻误病情而造成严重后果。其次是了解药物的性质、特点、适应证、不良反应等,要选用疗效好、毒性低的药物,医生常说的"首选药"和"二线药"就是对药物选择进行了区分。例如,止痛药就有许多种类,对于一般感冒、头痛、关节痛、神经性疼痛及女性经期腹痛,可选用对乙酰氨基酚(扑热息痛)、芬必得、散利痛、阿司匹林等其中的任何一种;对于胃肠痉挛引起的腹痛可选用颠茄、阿托品等其中的任何一种。但如果将前一类止痛药用于治疗腹痛,不但无效,反而有害;反之,用后一类药治疗头痛、关节痛、经期腹痛同样无效。另外,有人认为价钱贵的药就是好药,其实不然,因为药物的价格是由其本身的来源、成本、产量及生产的厂家来决定的,合资药厂生产的药就比国内药厂生产的贵,进口药就更贵了。贵不等于好,关键在于是否对症。

(6)怎样准确阅读药品说明书?

药品说明书是指导怎样用药的根据之一,具有法律效力。用药前准确阅读和理解说明书是安全用药的前提。第一,应了解药品的名称。正规的药品说明书都有药品的通用名、商品名、英文名、化学名(其中非处方药无化学名)。使用者一般只要能清楚药品的正名即通用名,就能避免重复用药。因为一种药只有一个通用名(即国家规定的法定名),不像商品名有若干个。其中适应证一栏,对于使用非处方药的患者能够自我判断自己的疾病是否与适应证相符,对症下药,可在药师的帮助下选择购买。第二,要了解药品的用法,如饭前、饭后还是睡前服用,一天1次或3次,是口服、外用还是注射都必须仔细看清楚。第三,注意药品的用量,必须按说明书的规定应用。一般说明书用量都为成人剂量,老人、小孩必须准确折算后再服用。特别重要的是,在阅读说明书时,对禁忌证、不良反应、药物相互作用、注意事项等要重视。若有不清楚之处,应向药师或医师咨询。

(7)为什么非处方药还要分甲类和乙类?其标识是什么?

实施药品分类管理是为了方便患者,一些小伤小病可以就近购药,及时用药,免去费时、费钱、费力之苦。为了使公众更方便购药,又将非处方药中安全性更高的一些药品划为乙类,此类可在药店出售,还可以在超市、宾馆、百货商店销售,甲类的OTC标识是红色,乙类则为绿色。

(8)药品的有效期如何识别?

有效期是指药品被批准的使用期限,其含义为药品在一定储存条件下,能够保证质量的期限。药品有效期的表示方法:按年月顺序,一般可用有效期至某年某月,如"有效期至2018年6月",说明该药品到2018年7月1日即开始失效。《中华人民共和国药品管理法》还规定,在药品的包装盒或说明书上都应标明生产批号、生产日期和有效期。进口药品也必须按上述表示方法用中文写明,便于患者阅读。

第二节 药物效应动力学

学习目标

掌握药物作用两重性、药效学的概念;理解药物的基本作用;理解受体学说及受体、受体激动剂和受体拮抗剂的概念;理解剂量与效应之间的关系。

案例引导

患者,男,53岁。门诊拟诊腰椎间盘突出,接受硬膜外注射强的松龙复合液(强的松龙+维生素 B_{12}+利多卡因),每周1次,共4次。患者腰部症状逐渐加重并伴有间歇性腹痛，以腹背疼痛原因待查入院。

药物效应动力学（pharmacodynamics）简称药效学，主要研究药物对机体的作用及作用机制，为临床合理用药和新药研究提供依据。

一、药物作用

药物作用（drug action）是指药物与机体细胞间的初始作用。药理效应（pharmacological effect）是药物作用的结果，是机体反应的表现。药物的基本作用有以下几种。

（1）调节人体机能：药物能使机体原有功能增强的作用称为兴奋作用，如肾上腺素加快心率；药物能使机体原有功能减弱的作用称为抑制作用，如普萘洛尔减慢心率。两者在一定条件下可以相互转化。

（2）物质补偿。

（3）消灭病原体。

二、药物作用的选择性

药物作用的选择性是指药物进入机体后，只对少数组织或器官发生较明显的作用，而对其他组织或器官的作用不明显，或完全没有作用，如缩宫素对子宫平滑肌的作用较强。由于大多数药物都具有各自的选择性作用，所以它们各有不同的适应证和毒性，这就构成了药物分类的依据和选择用药的基础。药物的选择性一般是相对的，这和用药剂量有关。小剂量只作用于个别组织器官，大剂量则能引起较多组织器官反应。

三、药物作用的两重性

药物对机体既可呈现有利的防治作用，也会产生不良反应（adverse reaction），体现了药物作用的两重性。

（一）防治作用

1. 对因治疗（etiological treatment）　用药目的在于消除原发致病因子，彻底治愈疾病的方式称为对因治疗，或称治本，如抗生素消除体内致病菌。

2. 对症治疗（symptomatic treatment）　用药目的在于改善症状的方式称为对症治疗，或称治标。对症治疗未能根除病因，但对诊断未明或病因未明暂时无法根治的疾病却是必不可少的。在出现某些急危重症如休克、惊厥、心力衰竭、高热、剧痛时，对症治疗可能比对因治疗更为迫切。

（二）不良反应

凡不符合用药目的并为患者带来不适或痛苦的反应统称为药物不良反应。多数不良反应是药物固有效应的延伸，在一般情况下是可以预知的，但不一定是可以避免的。少数较严重的不良反应是较难恢复的，称为药源性疾病（drug induced disease），如庆大霉素引起神经性耳聋、肼屈嗪引起红斑狼疮等。

1. 副反应（side reaction）　副反应是指在治疗量下产生的与用药目的无关的反应。由于药理效应选择性低，涉及多个效应器官，当某一效应用作治疗目的时，其他效应就成为副反应（通常也称副作用）。例如，阿托品用于解除胃肠痉挛时，会引起口干、心悸、便秘等副反应。副反应是在常用剂量下发生的，是药物本身固有的作用，一般不太严重，可以预知，但难以避免。

2. 毒性反应（toxic reaction）　毒性反应是指在剂量过大或长期反复用药过程中产生的危害性反应，一般比较严重，毒性反应是可以预知的，也是应该避免发生的不良反应。急性毒性多损害循环、呼吸及神经系统功能，慢性毒性多损害肝、肾、骨髓、内分泌等功能。

3. 后遗效应（residual effect） 后遗效应是指停药后血药浓度已降至阈浓度以下时残存的药理效应。例如，长期应用肾上腺皮质激素停药后肾上腺皮质功能低下，数月内难以恢复。

4. 停药反应（withdrawal reaction） 停药反应是指突然停药后原有疾病的加剧，又称回跃反应（rebound reaction）或反跳现象。例如，长期服用可乐定降血压，停药次日血压激烈回升。

5. 变态反应（allergic reaction） 变态反应是一类免疫反应，也称过敏反应（hypersensitive reaction），常见于过敏体质患者。临床表现各药不同，各人也不同。反应性质与药物原有效应无关，用药理拮抗剂解救无效。反应严重程度差异很大，与剂量也无关，从轻微的皮疹、发热至造血系统抑制，肝肾功能损害，甚至休克等。可能只有一种症状，也可能多种症状同时出现。停药后反应逐渐消失，再用药物时可能再发。致敏物质可能是药物本身，可能是其代谢物，也可能是药剂中的杂质。临床用药前常做皮肤过敏试验，但仍有少数假阳性或假阴性反应。

6. 特异质反应（idiosyncrasy） 少数特异体质患者对某些药物反应特别敏感，反应性质也可能与常人不同，但与药物固有药理作用基本一致，反应严重程度与剂量成比例，药理拮抗剂救治可能有效。这是一类药理遗传异常所致的反应。

7. 三致反应 即致癌（carcinogenesis）、致畸（teratogenesis）、致突变（mutagenecity），也属于慢性毒性范畴。药物损伤 DNA 或干扰 DNA 复制引起的基因变异或染色体畸变称为致突变；基因突变发生于胚胎生长期细胞可致畸；药物作用使得机体抑癌基因失活或原癌基因激活，导致正常细胞转为癌细胞的作用称为致癌。

知识链接

反应停事件

反应停英文名为"thalidomide"（沙利度胺）。20 世纪 50 年代，一家德国公司经过几年的研究，发现了一种具有中枢镇静作用的药物，能够显著抑制孕妇的妊娠反应（如呕吐和失眠）。1957 年反应停正式投放欧洲市场，不久进入日本市场，在此后不到 1 年的时间内，反应停在德国、比利时、英国、意大利、法国、日本、澳大利亚、新西兰、加拿大等多个国家畅销。随后，有临床医生陆续发现新生儿畸形比例异常升高，这些畸形婴儿患有一种少见的疾病，叫海豹肢症（phocomelia），他们四肢发育不全，短得就像海豹的四个鳍足。这时候在欧洲和加拿大已经发现了 8000 多例海豹肢症婴儿（图 1-1），他们的母亲在怀孕期间都曾经服用过反应停。

四、量-效关系

药物的效应与剂量关系密切。药理效应与剂量在一定范围内成比例，这就是量-效关系（dose-effect relationship）。药物的剂量太小，可能不引起任何效应，只有剂量达到一定数值时才开始出现效应，刚引起效应的剂量称为最小有效剂量（阈剂量）。随着剂量的增加，效应增强。能引起最大效应而不引起中毒的剂量称为最大治疗剂量。刚引起轻度中毒的剂量称为最小中毒剂量。剂量继续增加，引起死亡的剂量称致死剂量。由于药理效应与血药浓度的关系较为密切，故在药理学研究中更常用浓度-效应关系（concentration-effect relationship）。用效应强弱为纵坐标、药物浓度为横坐标作图得量-效曲线（dose-effect curve）（图 1-2（a））。若将药物浓度改用对数值作图则呈典型的对称 S 形曲线，这就是通常所讲的量-效曲线（图 1-2（b））。从量-效曲线上可以看出，当剂量增加到一定限度时，效应就不再增强，即达到最大效应（E_{max}），此最大效应就是该药的效能（efficacy）。当比较作用性质相同的药物之间的作用强度时，可用效价（potency）表示，即产生相同的药理效应时所需的药物剂量的多少。常用 50%

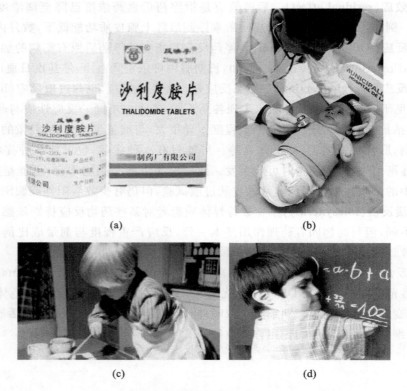

图 1-1　反应停事件

E_{max}所对应的剂量表示。达到相同效应所需的剂量越大，则效价越小。效能与效价从不同角度反映药物作用的强度，但两者并不完全平行，即效能大的药物效价并不一定大，反之亦然。例如，利尿药以日排钠量作为效应指标进行比较，从图 1-3 看出，氢氯噻嗪的效价大于呋塞米，而呋塞米的效能大于氢氯噻嗪。一般而言，药物的效能更具有实际意义。

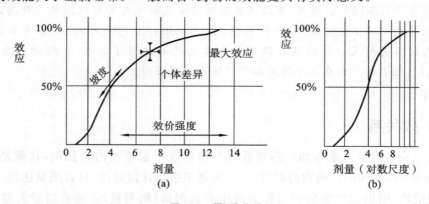

图 1-2　量-效曲线

　　药理效应强弱有的是连续增减的量变，称为量反应（graded response），如血压的升降、平滑肌舒缩等，用具体数量或最大反应的百分率表示。有些药理效应只能用全或无、阳性或阴性表示，称为质反应（all-or-none response 或 quantal response），如死亡与生存、抽搐与不抽搐等，必须用多个动物或多个实验标本以阳性率表示。用累加阳性率对数剂量（或浓度）作图也呈典型对称 S 形量-效曲线。在曲线的中央部位，可得到 50% 反应率的相应剂量，即引起半数实验动物出现某一效应的剂量，称作半数有效量（50% effective dose，ED_{50}）。若效应为死亡，则称为半数致死量（50% lethal dose，LD_{50}）。LD_{50}/ED_{50} 的比值称为治疗指数（therapeutic

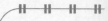

index，TI），是药物的安全性指标。一般来说，治疗指数越大的药物，安全性越大。较好的评价药物安全性的指标是 $ED_{95}\sim TD_5$ 之间的距离，称为安全范围（margin of safety），其值越大越安全。

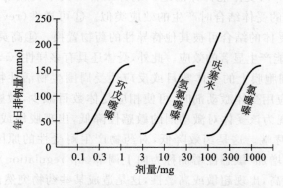

图 1-3 利尿药以日排钠量作为效应指标进行比较

五、药物作用机制

药物作用机制（mechanism of drug action）研究药物的作用部位、产生何种效应和如何产生这些效应。药理效应是机体细胞原有功能水平的改变，因此，研究药物作用机制，往往从对细胞的生理及生化过程的影响方面去探索。药物效应可通过以下两个方面表现出来。

（一）药物作用的非受体途径

1. 理化反应 抗酸药中和胃酸以治疗溃疡病，甘露醇在肾小管内提升渗透压而利尿等。

2. 参与或干扰机体的代谢过程 补充生命代谢物质以治疗相应缺乏症的药物很多，如铁盐补血、胰岛素治糖尿病等。

3. 影响生理物质转运 例如，利尿药抑制肾小管 Na^+-K^+、Na^+-H^+ 交换而发挥排钠利尿作用。

4. 对酶的影响 例如，新斯的明竞争性抑制胆碱酯酶，奥美拉唑不可逆性抑制胃黏膜 H^+-K^+-ATP 酶，尿激酶激活血浆纤溶酶原，有些药本身就是酶，如胃蛋白酶。

5. 作用于细胞膜的离子通道 细胞膜上无机离子通道控制 Na^+、Ca^{2+}、K^+、Cl^- 等离子跨膜转运，药物可以直接对其作用，而影响细胞功能。

6. 影响免疫机制 免疫增强药（如左旋咪唑）及免疫抑制药（如环孢霉素）通过影响免疫机制发挥疗效。糖皮质激素类药物能抑制机体的免疫功能，可用于自身免疫性疾病及防止器官移植时的排斥反应。

（二）药物作用的受体途径

1. 受体的概念 受体（receptor）是位于细胞膜或细胞内能选择性地与特定化学物质结合而引起一定效应的特殊蛋白质。能与受体特异性结合的物质称为配体（ligand），如神经递质、激素、自体活性物质和化学结构与之类似的物质。药物与受体结合能否产生效应，取决于亲和力（即药物与受体结合的能力）和内在活性（药物激活受体产生特异药理作用的能力）。根据药物与受体的亲和力、内在活性大小可将药物分为以下几种。①激动剂（agonist）：药物与受体结合既有强大的亲和力又有明显的内在活性，如肾上腺素是 α 和 β 受体的激动剂。②拮抗剂（antagonist）：药物与受体结合虽有强大的亲和力，但几乎没有内在活性，而且能阻断激动剂的作用，如普萘洛尔是 β 受体拮抗剂。③部分激动剂（partial agonist）：药物与受体结合有一定的亲和力，也有较弱的内在活性，单独应用时为弱的激动剂，但与另一激动剂合用时往往出现拮抗作用，如喷他佐辛是阿片受体的部分激动剂。

2. 受体的特性 ①饱和性(saturability):由于受体数目是有限的,它能结合配体的量也是有限的,因此受体具有饱和性。当药物达到一定浓度后,其效应不会随着浓度的增加而增加。②专一性(specificity):受体能特异性地识别并结合与其结构相吻合的药物分子,同一类型的激动剂与同一类型的受体结合时产生的效应类似。③可逆性(reversibility):药物与受体结合是可逆的,药物与受体的结合可被其他特异性的药物置换。④高灵敏度(high sensitivity):只要很低浓度的药物就能产生显著的效应。此外,受体还具有多样性(variability)。

3. 受体的调节 细胞膜上的受体数目或反应性受周围生物活性物质(如神经递质、激素或药物)的调节。长期应用受体激动剂时,可使相应受体数目减少,敏感性降低称为向下调节(down regulation),表现为该受体对激动剂的敏感性降低,出现脱敏或耐受现象,如反复应用β受体激动剂用于治疗哮喘。这是药效降低,对药物产生耐受性的原因之一。受体长期受拮抗剂作用时可使其数目增加,敏感性增加称为向上调节(up regulation),表现为该受体对该生物活性物质的敏感性增高,出现超敏或高敏性,这是造成某些药物突然停药出现反跳现象的原因。例如,高血压患者长期应用β受体拮抗剂普萘洛尔,突然停药可引起反跳现象。超敏也可因合成更多的受体而产生。

第三节　药物代谢动力学

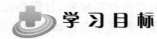
学习目标

　　掌握药物的吸收、分布、生物转化、排泄等体内过程及其影响因素,掌握常用药动学参数及其意义,理解药物跨膜转运方式。

案例引导

　　　　小李和小张是一对年轻夫妻,他们结婚后不想马上要孩子,于是采用口服避孕药方式避孕。小张近段时间工作压力比较大,经常失眠,而且很顽固,于是她吃了治疗顽固性失眠的药物苯巴比妥,可是过一段时间却发现突然怀孕,可能原因是什么?

　　药物代谢动力学(pharmacokinetics),简称药动学,研究药物的体内过程(图1-4)及体内药物浓度随时间变化的规律。

一、药物体内过程

(一) 吸收

　　药物的吸收(absorption)是指药物自给药部位进入血液循环的过程。吸收的速率和程度直接影响药物起效的快慢和作用的强度。

　　临床常用的给药途径有胃肠道给药和胃肠道外给药两种。

　　1. 胃肠道给药 口服给药是最常用的给药途径(图1-5)。小肠内pH值接近中性,黏膜吸收面广,缓慢蠕动增加药物与黏膜接触机会,是主要吸收部位。药物吸收后通过门静脉进入肝脏。有些药物首次通过肝脏就被生物转化,使进入血液循环的药量减少,药物效应下降,叫作首关消除(first pass elimination)或首过消除,如硝酸甘油等。多数药物口服虽然方便、有效,但其缺点是吸收较慢、欠完全。口服给药方式不适用于在胃肠破坏的、对胃刺激大的、首关消除多的药物,也不适用于昏迷、不能口服的患者及婴儿等。舌下含服及直肠给药虽然吸收面积小,但血流供应丰富,吸收也较迅速,且可避免首关消除,如硝酸甘油可舌下给药治疗心绞痛急性发作。

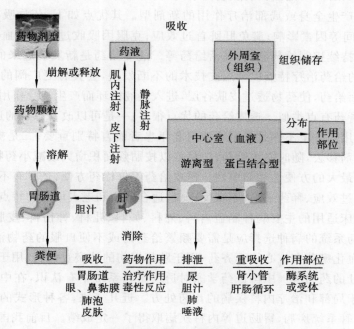

图 1-4 药物的体内过程

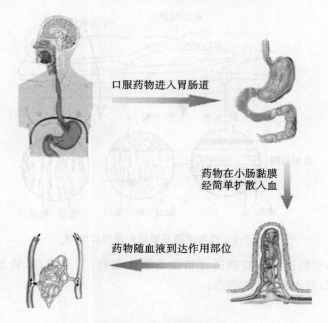

图 1-5 口服给药

2. 注射给药 静脉注射(intravenous,iv)可使药物迅速而准确地进入血液循环,没有吸收过程。肌内注射(intramuscular,im)及皮下注射(subcutaneous,sc)药物也可全部被吸收,一般较口服快。吸收速率取决于局部循环,局部热敷或按摩可加速吸收。

3. 呼吸道给药 肺泡表面积大,血流量大与血液只隔肺泡上皮及毛细管内皮各一层,药

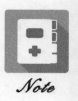
Note

物只要能到达肺泡,吸收极其迅速,气体及挥发性药物可直接进入肺泡。气雾剂(aerosol)可以
达到肺泡而被迅速吸收。

4. 透皮给药(transdermal) 这是一种新的给药方式。透皮给药系统或经皮吸收制剂(简
称 TTS 或 TDDS)(图 1-6)是指在皮肤表面给药,使药物以恒定速率(或接近恒定速率)通过皮
肤,进入血液循环产生全身或局部治疗作用的新剂型。其优点如下:药物吸收不受消化道内
pH、食物、转运时间等因素影响;避免肝脏首过效应;克服因吸收过快产生血药浓度过高而引
起的不良反应;可持续控制给药速度,灵活给药等。透皮给药是新发展起来的新型给药系统,
鉴于其更人性化的给药治疗特点以及透皮技术的不断发展,会具有更广阔的前景。透皮给药
就是通过皮肤表面给药,使药物透过皮肤各层,进入血液循环而产生治疗作用。这与我们中国
老百姓熟悉的贴膏药有点类似。透皮给药的优点很多:一是可以改善患者的适应性,不必频繁
给药,特别是对于用药方案不熟悉或记不准的老年患者而言特别重要;二是提高安全性,如有
副作用,容易将贴剂移去,随时终止给药;三是可以按贴敷面积增大或减小药物剂量,避免药物
的浪费;四是具有最大的方便性和简单性。透皮给药不仅给药方便,还具有不受胃肠道因素影
响、避免肝脏的首过效应、释药平稳、不良反应少、适合儿童和老人用药的特点。透皮给药系统
应用范围广泛,临床适用的主要病种涵盖内科、外科、妇科、儿科、骨伤科、皮肤科、五官科等多
个科室。透皮给药系统的病种选择应是需要频繁给药的或不便口服的药物治疗范围,如用于
心血管系统的活血化瘀药和抗心律不齐药、用于跌打损伤的消瘀止痛药、用于治疗风湿性关节
炎的药物及止呕吐的药物等。中国医药学家对透皮给药系统早有认识,在中国的医学典籍中
收集了大量的用于局部和治疗内科疾病的膏药处方。近几年来,各种形式的中药外用治疗呼
吸系统疾病、心血管系统疾病、胃肠道等内科疾病取得了一定成绩。目前我国正以现代科学技
术方法进行研究使之提高,同时对 TTS 的研究也做了大量工作。

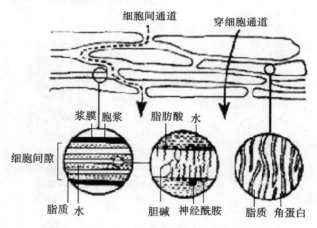

图 1-6　透皮给药系统或经皮吸收制剂

一般来说,药物吸收速率按快慢排序依次为吸入给药、舌下给药、直肠给药、肌内注射给
药、皮下注射给药、口服给药、透皮给药。

(二)分布

分布(distribution)是指药物从血液循环向组织液和细胞内液转运的过程。药物的组织分
布与血浆蛋白结合率、组织血流量和药物与组织的亲和力、药物的理化性质和 pH 及一些特殊
屏障有关。

1. 血浆蛋白结合率 药物进入循环系统后首先与血浆蛋白呈可逆性结合,结合后药物的
药理活性暂时消失。药物与血浆蛋白的结合是可逆性的,结合物分子变大不能通过毛细血管
壁暂时储存于血液中,结合后药物药理活性暂时消失。药物与血浆蛋白结合特异性低,而血浆

蛋白结合点有限,两个药物可能竞争与同一蛋白结合点而发生置换现象。

2. 组织血流量和药物与组织亲和力 血流丰富的组织以及药物与组织蛋白亲和力大的组织,药物分布较快、较多。因此,即使在药物分布平衡时,各组织中的药物浓度也不均匀。药物在靶器官的浓度决定药物效应强弱。

3. 药物的理化性质和 pH 值 脂溶性药物或水溶性小分子药物易通过毛细血管壁进入组织,水溶性大分子药物或离子型药物则难以通过血管壁进入组织。

4. 血脑屏障和胎盘屏障

(1)血脑屏障(blood-brain barrier):在组织学上血脑屏障是血-脑、血-脑脊液及脑脊液-脑三种屏障的总称,实际上能阻碍药物穿透的主要是前两者。

(2)胎盘屏障(placenta barrier):胎盘绒毛与子宫血窦间的屏障。由于母亲与胎儿间交换营养成分与代谢废物的需要,几乎所有药物都能穿透胎盘屏障进入胚胎循环,在妊娠期间应禁用对胎儿发育有影响的药物。

（三）生物转化

药物在体内发生的化学变化称为生物转化(biotransformation)。体内药物主要在肝脏发生生物转化而失去药理活性,并转化为极性高的水溶性代谢物而利于排出体外。生物转化与排泄统称为消除(elimination)。

生物转化分两步进行,第一步为氧化、还原或水解,第二步为结合。第一步反应使多数药物灭活,但少数药物反而会活化,故生物转化不能称为解毒过程。生物转化的第二步反应是结合。肝脏微粒体的细胞色素 P450 酶系统是促进药物生物转化的主要酶系统,故又简称肝药酶。肝药酶具有以下特性:专一性低、个体差异大和酶活性有限。凡能增强肝药酶活性的药物,称为肝药酶诱导剂;而抑制肝药酶活性的药物,称为肝药酶抑制剂。

（四）排泄

药物及其代谢物从排泄器官排出过程称排泄(excretion),肾脏是主要排泄器官。当超过血浆浓度时,那些极性低、脂溶性大的药物反而向血浆扩散(再吸收),排泄较少也较慢。只有那些经过生物转化的极性高、水溶性大的代谢物不被再吸收而顺利排出。同类药物间可能有竞争性抑制。例如,丙磺舒抑制青霉素主动分泌,使后者排泄速率减慢,药效延长并增强。碱化尿液使酸性药物在尿中离子化,酸化尿液使碱性药物在尿中离子化,结果是药物极性增大,再吸收减少,排泄速率加快,这是药物中毒常用的解毒方法。

药物可自胆汁排泄,有些药物在肝细胞与葡萄糖醛酸等结合后排入胆汁中,随胆汁到达小肠后被水解,游离药物被再吸收,称为肝肠循环(hepato-enteral circulation)。

药物还可从呼吸道或随唾液、泪液、汗液等排出,例如,肺脏是某些挥发性药物的主要排泄途径,检测呼出气中的乙醇量是诊断酒后驾车的快速、简便的方法。药物排泄的速率可直接影响作用持续的时间。排泄速率快的药物在体内存留的时间短,作用时间也短,反之则长。肾功能不全时,药物排泄速率减慢,反复用药易导致药物蓄积甚至中毒,故应注意。

二、药物代谢动力学的基本概念

（一）时量关系和时效关系

血药浓度随时间变化的动态过程,可用时量关系来表示。同样药物的效应也随着时间的推移而发生有规律的变化,可用时效关系来表示。时量(效)关系曲线可分为三期(图1-7):潜伏期(latent period)、持续期(persistent period)和残留期(residual period)。潜伏期是指从开始用药至血药浓度达到最低有效浓度的时间,其长短取决于药物吸收和分布的速率;持续期是指血药浓度维持在最低有效浓度之上的时间,其长短取决于药物的吸收和消除速率;残留期是

Note

指药物浓度虽降至最低有效浓度以下,但尚未自体内完全消除的时间,其长短取决于药物的消除速率。残留期长说明药物在体内有蓄积现象,在此期多次反复用药易致蓄积性中毒。

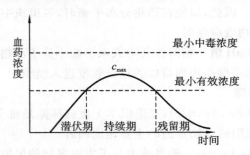

图 1-7　时量(效)关系曲线

(二)药动学参数及其应用

1. 血浆半衰期　血浆半衰期(half life time,$t_{1/2}$)是指血药浓度下降一半所需的时间。它反映了药物在体内消除的快慢,它是临床制订给药方案的依据。一次给药后经过 4~6 个半衰期,可以认为药物基本消除;如果每隔 1 个半衰期给药,经过 4~6 个半衰期血药浓度基本达到稳定水平称为稳态血药浓度(c_{ss}),又称坪浓度或坪值,此时表明药物的吸收和消除达到平衡,这种情况下,不会发生药物的蓄积。临床上处理一些急重患者时,为使药物迅速达到稳态血药浓度,常采用负荷剂量(loading dose)法,即首先给予负荷剂量,然后再给予维持剂量,这样血药浓度就能始终维持在稳态。例如,在口服给药时为使血药浓度迅速达到稳态,只要首次剂量增加一倍,即可在一个半衰期内达到坪值(图 1-8)。

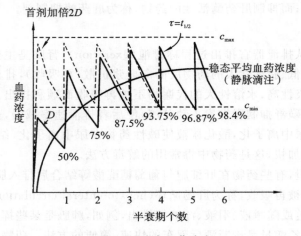

图 1-8　稳态血药浓度

2. 曲线下面积　曲线下面积(area under the curve,AUC)是评价药物吸收程度的一个重要指标,反映了药物进入血液循环的相对量。

3. 生物利用度　生物利用度(bioavailability)用 F 表示,是指药物被吸收利用的速率和程度,亦即一种药物制剂进入血液循环的相对数量和速率,是评价制剂吸收程度的重要指标。生物利用度可分为绝对生物利用度和相对生物利用度,分别表示如下。

$$绝对生物利用度 = \frac{口服等量药物后的 AUC}{静脉注射等量药物后的 AUC} \times 100\%$$

$$相对生物利用度 = \frac{受试药物的 AUC}{参比药物的 AUC} \times 100\%$$

4. 清除率　清除率(clearance,Cl)是指在单位时间内机体能将多少体积血浆中的药物清除掉,其单位为 L/h 或 L/(h·kg),$Cl = K·V_d$。其中,K 为消除速率常数。清除率是反映药物从体内消除的另一个重要参数。

(三)药物消除动力学

药物经生物转化和排泄使药理活性消失的过程称消除。药物在体内的消除有两种类型。

1. 一级动力学消除 又称恒比消除,是指单位时间内药物按恒定比例进行消除,使血药浓度逐渐下降。绝大多数药物的消除属于这一类型。

2. 零级动力学消除 又称恒量消除,是指单位时间内药物按恒定的数量进行消除,即每单位时间内消除的药量相等。当体内药量过大,超过机体恒比消除能力的极限时,机体只能以恒定的最大速率使药物自体内消除,待血药浓度下降到较低浓度时可转化为恒比消除。

当机体反复多次用药,体内药物不能及时消除时,血药浓度逐渐升高而导致蓄积。在任何情况下,只要药物进入体内的速率大于消除的速率,都可发生蓄积作用。临床上可利用药物的蓄积性使血药浓度达有效水平,然后再长期维持。药物在体内过分蓄积,则会引起蓄积性中毒。

第四节 影响药物作用的因素

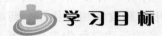
学习目标

理解药物本身对药物作用的影响;理解机体方面对药物作用的影响。

案例引导

> 郑某,男,56 岁,患顽固失眠症伴焦虑,长期服用地西泮,开始每晚服 5 mg 即可入睡,半年后每晚服 10 mg 仍不能入睡,这是因为机体对药物产生了耐受性。

理解影响药物作用的因素,有利于更好地掌握药物的作用特点和作用规律,充分发挥药物的疗效,同时尽可能避免药物引起的不良反应,从而使临床用药更为安全有效。

一、药物方面的因素

(一)药物的剂量

剂量的大小可决定药物在体内的浓度,因而在一定范围内,剂量越大,血药浓度越高,作用也越强。但超过一定范围,则会出现质的变化,引起毒性反应,出现中毒甚至死亡(图 1-9)。因此,临床用药,一定要注意药物剂量与作用之间的关系,严格掌握用药的剂量,从而达到较好的疗效。

(二)药物剂型和给药途径

同一药物可有多种剂型以适用于不同给药途径。药物剂型和给药途径可对药物的作用产生非常显著的影响,这是因为两者可直接影响药物的体内过程,如给药途径不同可直接影响药物作用的快慢和强弱。不同给药途径也可影响药物的疗效,甚至改变药物的作用性质,如硫酸镁肌内注射时可产生镇静、抗惊厥、降压等作用,而口服时则产生导泻作用。有些药物在体内有较强的首过效应,口服给药时疗效差甚至无效,如硝酸甘油等,常采用舌下给药。

Note

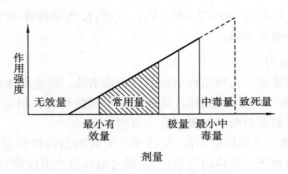

图 1-9　药物剂量与作用强度之间的关系

（三）给药时间和次数

给药时间有时可影响药物疗效,需视具体药物而定。如:催眠药应在睡前服用;某些药物口服后对胃有刺激性,应在饭后服用;驱肠虫药宜空腹服用,以便迅速入肠,并保持较高浓度;长期服用糖皮质激素的患者,应根据其分泌的昼夜节律性于上午 8 点左右给药。给药的次数应根据病情需要和药物的半衰期而定:在体内消除快的药物半衰期短,应增加给药次数;消除慢的药物半衰期长,则应延长用药的时间间隔。

（四）联合用药及药物相互作用

临床上应用单一药物治疗难以奏效时,常联合应用两种或两种以上药物,以提高疗效或减少不良反应。当两种或两种以上药物联合使用时不可避免地会出现药物间的相互作用(interaction),包括药动学相互作用和药效学相互作用。药动学相互作用是指一种药物的体内过程被另一种药物所改变,使前者的药动学行为发生明显变化,其结果是药物的半衰期、血浆蛋白结合率、血药浓度、生物利用度、峰浓度等均可发生改变。药效学相互作用是指联合用药后药物效应发生改变,其结果有两种:一种是原有药物的作用增强,称为协同作用(synergism);另一种是原有药物作用减弱或拮抗称为拮抗作用(antagonism)。临床联合用药都是利用药物间的协同作用以增加疗效或利用拮抗作用以减少不良反应。不恰当的联合用药往往由于药物间相互作用而使疗效降低或出现意外的毒性反应。

二、机体方面的因素

（一）年龄

1. 小儿　特别是新生儿与早产儿,各种生理功能,包括自身调节功能尚未充分发育,与成年人有巨大差别,对药物的反应一般比较敏感。新生儿体液占体重比例较大;血浆蛋白总量较少,药物血浆蛋白结合率较低;肝肾功能器官尚未充分发育,药物清除率低,在半岁以内与成人相差很多;新生儿肾功能只有成人的 20%,庆大霉素的血浆半衰期长达 18 h,为成人(2 h)的 9 倍。

2. 老人　老人实际年龄与其生理年龄往往并不一致。老人对药物的吸收变化不大。老人血浆蛋白总量较少,体液较少,脂肪较多,故药物血浆蛋白结合率偏低,水溶性药物分布容积较小而脂溶性药物分布容积较大。肝肾功能随年龄增长而自然衰退,故药物清除率逐年下降,各种药物血浆半衰期都有程度不同的延长。

（二）性别

女性月经期不宜服用泻药和抗凝药以免盆腔充血月经增多。

（三）遗传异常

遗传多态性(genetic polymorphism)对药物作用的影响近年来日益受到重视,已有一百余种与药物效应有关的遗传异常基因被发现。遗传异常主要表现在对药物体内转化的异常,可分为快代谢型(extensive metabolizer,EM)及慢代谢型(poor metabolizer,PM)。前者使药物快速灭活,后者使药物灭活较缓慢,因此影响药物血浆浓度及作用强弱。例如,葡萄糖-6-磷酸脱氢酶(G-6-PD)缺乏者服用伯氨喹、磺胺类、砜类等药物易发生溶血反应。这两种遗传异常的人在我国都不鲜见。

(四)病理情况

疾病的严重程度固然与药物作用有关,同时存在的其他疾病也会影响药物的作用。肝肾功能不全时分别影响药物在肝转化及自肾排泄药物的清除率,可以适当延长给药间隔及(或)减少剂量加以解决。

(五)精神因素

患者的精神状态与药物疗效关系密切,安慰剂(placebo)是不具药理活性的制剂(如含乳糖或淀粉的片剂或含盐水的注射剂),对于头痛、心绞痛、手术后痛、感冒咳嗽、神经官能症等能获得 30%～50% 的疗效就是通过心理因素取得的。安慰剂在新药临床研究双盲对照试验中极其重要,可用来排除假阳性疗效或假阳性不良反应。

考点链接1

抗高血压药:根据人体生物钟的节律,一日 3 次服用的抗高血压药,应分别于早上 7 点、下午 3 点和晚上 7 点服用,早晚 2 次的用药量要适当少些。某些每日 1 次服药的抗高血压药则宜晨服,因为高血压、心绞痛、心肌梗死的发作时间多为清晨和上午。晚上临睡前一般不宜服用抗高血压药,以防血压过低和心动过缓,致脑血栓形成;但原发性高血压患者在晚上 10 点服用依那普利较上午 10 点服用时咳嗽不良反应更轻。

考点链接2

平喘药:夜里 12 点到次日凌晨 2 点,是哮喘患者对引起支气管痉挛的乙酰胆碱及组胺反应最敏感的时间,大多数患者在凌晨发病。为预防和减轻哮喘的发作,临睡前服稍大剂量的平喘药最好;氨茶碱在早上 7 点左右服用,效果更佳。

【主要考点】
药物剂型、药物剂量、给药途径、给药时间和次数可影响药物的吸收与消除、作用强度。

小　结

药理学总论是学习各论的基础,是学好后面各章所必须具备的基本知识和基本理论。药理学是一门为临床合理用药提供基本理论依据的学科。它的任务是研究药物和机体相互作用规律与作用机制,包括药物效应动力学和药物代谢动力学两方面,同时还担负寻找新药和发展生物科学的任务。

药效学研究药物的作用包括药物的基本作用和药物作用的两重性。药物基本作用即兴奋作用和抑制作用;药物作用的两重性包含防治作用和不良反应。药效学研究的作用机制有药物的受体理论。

药动学研究的内容涵盖药物的体内过程及药动学基本参数。药物的体内过程包括药物的吸收、分布、生物转化和排泄;药动学的基本参数主要有生物利用度、半衰期、稳态血药浓度、曲线下面积、表观分布容积、清除率。本章还从药物和机体两方面讨论了影响药物作用的因素。

Note

自 测 题

一、名词解释

1.极量　2.治疗量　3.常用量　4.治疗指数

二、填空题

女性患者用药时在_____期要特别注意。

三、选择题

【A1 型题】

1. 长期应用某药后需要增加剂量才能奏效,这种现象称为(　　)。

A.耐药性　　B.耐受性　　C.成瘾性　　D.习惯性　　E.适应性

2. 停药后会出现严重生理功能紊乱称为(　　)。

A.习惯性　　　　　　　B.耐受性　　　　　　　C.成瘾性

D.快速耐受性　　　　　E.耐药性

3. 安慰剂是(　　)。

A.不具药理活性的制剂　　　　　　　B.不损害机体细胞的制剂

C.不影响药物作用的制剂　　　　　　D.专供口服使用的制剂

E.专供新药研究的制剂

【A2 型题】

4. 郑某,男,56 岁,患顽固失眠症伴焦虑,长期服用地西泮,开始每晚服 5 mg 即可入睡,半年后每晚服 10 mg 仍不能入睡,这是因为机体对药物产生了(　　)。

A.耐受性　　B.成瘾性　　C.继发反应　　D.个体差异　　E.副作用

5. 朱某,女,51 岁,因头痛服用了一定治疗量的头痛散(含有少量吗啡的药物),连续服用一段时间后症状消失,但朱某仍然每天不自觉服用。这是因为机体对药物产生了(　　)。

A.毒性反应　　B.依赖性　　C.耐受性　　D.副作用　　E.变态反应

【A3 型题】

(6~8 题共用题干)

汤某在医院治疗过程中出现下列情况,应如何选择?

6. 正确选择药物用量的规律有(　　)。

A.老年人年龄大,用量应大　　　　　B.小儿体重轻,用量应小

C.孕妇体重重,用量应增加　　　　　D.对药有高敏性者,用量应减少

E.以上均错

7. 产生耐药性的原因是(　　)。

A.先天性的机体敏感性降低　　　　　B.后天性的机体敏感性降低

C.该药被酶转化而本身是酶促剂　　　D.该药被酶转化而合用了酶促剂

E.以上都不对

8. 短时间内反复应用数次药效递减直至消失的称为(　　)。

A.药物慢代谢型　　　　　B.耐受性　　　　　C.耐药性

D.快速耐药性　　　　　　E.依赖性

【A4 型题】

(9~11 题共用题干)

药物的剂量在一定范围内,剂量越大,血药浓度越高,作用也就越强,但如果超过一定范围,就会引起中毒,甚至死亡。因此,临床用药时应严格控制用药的剂量。

9. 出现最大疗效,但尚未引起毒性反应的量称为( )。

A. 治疗量   B. 极量   C. 常用量

D. 最小中毒量   E. 无效量

10. 比最小有效量大,而比极量小的剂量是( )。

A. 治疗量   B. 极量   C. 常用量

D. 最小中毒量   E. 无效量

11. 超过极量,能引起中毒反应的最小剂量是( )。

A. 治疗量   B. 极量   C. 常用量

D. 最小中毒量   E. 无效量

四、简答题

1. 何谓 $t_{1/2}$?有何临床意义?

2. 结合药学专业谈谈药物的不良反应,并举例说明。

（胡鹏飞　赵佩君）

第二章　传出神经系统药物

【引言】

【引言】

　　传出神经系统药物通过影响受体和递质而产生作用,其种类繁多,作用广泛,用途多样,临床常用于心搏骤停、休克、内脏绞痛、青光眼、重症肌无力、农药中毒等,尤其在心搏骤停、休克、农药中毒等急危重症的抢救中有重要作用。

第一节　概　　论

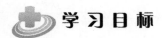

学习目标

　　掌握传出神经系统递质分类、消除方式;受体的类型、分布及生理效应。

案例引导

　　某患者旅游期间,见到林里的野生菌菇,忍不住食用后出现了流涎、流泪、恶心、呕吐、头痛、腹泻、血压下降等症状。经诊断为毒蕈碱中毒。

　　传出神经系统包括自主神经系统和运动神经系统。前者又分为交感神经和副交感神经,主要支配心肌、平滑肌和腺体等效应器;后者主要支配骨骼肌。

知识链接

发现神经递质的故事

　　1920 年 3 月德国科学家奥托·洛维(Otto Loewi)做了一个极为巧妙的实验,在历史上第一次证明迷走神经末梢释放一种化学物质可抑制心脏的活动,而交感神经末梢释放另一种化学物质可激动心脏的活动。从而奠定了神经冲动化学传递学说的基础。这个实验的设计和完成颇具神秘色彩,根据他本人在自传中的描述,他是在梦中获得了实验设计灵感。将两个蛙心分离出来,第一个带有神经,第二个没带。两个蛙心都装上蛙心插管,并充以少量任氏液。刺激第一个心脏的迷走神经几分钟,心跳减慢;随即将其中的任氏液吸出转移到第二个未被刺激的心脏内,后者的跳动也慢了下来,正如刺激了它的迷走神经一样。同样地,刺激心脏的交感神经,而将其中的任氏液转移至第二个心脏,后者的跳动也加速起来。这些结果证明神经并不直接影响心脏,而是在其末梢释放出特殊的化学物质,这种特殊的化学物质产生众所周知的刺激神经所特有的改变心脏功能的作用。

Note

　　洛维最初发现的迷走递质以及交感递质究竟是什么，当时不知道，后来英国的戴尔（Dale）证明迷走递质就是乙酰胆碱。20世纪40年代，瑞典的俄拉尔（Euler）又证明了交感递质就是去甲肾上腺素。

一、传出神经系统的递质及受体

（一）传出神经按递质分类

　　当神经冲动到达传出神经末梢时，从突触前膜释放的传递信息的化学物质，称为递质。根据释放的递质的不同，可将传出神经分为胆碱能神经和去甲肾上腺素能神经两类（图 2-1）。

　　1. 胆碱能神经　兴奋时其末梢释放乙酰胆碱（ACh）。包括：①交感神经和副交感神经的节前纤维；②副交感神经的节后纤维；③运动神经；④极少数交感神经节后纤维（如支配汗腺分泌和骨骼肌血管舒张的神经）。

　　2. 去甲肾上腺素能神经　又称肾上腺素能神经，兴奋时其末梢释放去甲肾上腺素（NE）及少量肾上腺素（AD）。绝大部分交感神经节后纤维属此类神经。

　　此外，在某些效应器中还有多巴胺能神经，兴奋时释放递质多巴胺（DA）。

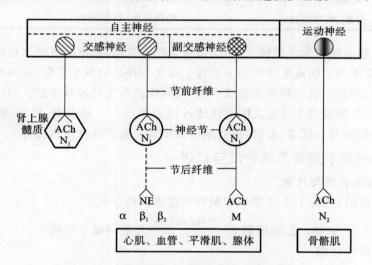

图 2-1　传出神经系统分类、递质与受体模式图

——代表胆碱能神经；-----代表去甲肾上腺素能神经

ACh 为乙酰胆碱；NE 为去甲肾上腺素

（二）传出神经受体类型及生理效应

　　传出神经系统的受体是根据能与之选择性结合的递质而命名。能与乙酰胆碱结合的受体，称为乙酰胆碱受体（简称胆碱受体），又可分为 M 受体和 N 受体。能与去甲肾上腺素或肾上腺素结合的受体，称为肾上腺素受体，又可分为 α 受体和 β 受体。传出神经系统受体的类型、分布及生理效应见表 2-1。

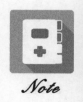

Note

表 2-1 传出神经系统受体的类型、分布及效应

受体类型		分 布	效 应	
胆碱受体	M 受体	心肌	心脏抑制	M 效应 (M 样作用)
		血管	血管扩张	
		内脏平滑肌	内脏平滑肌收缩	
		腺体	腺体分泌	
		眼睛(瞳孔括约肌)	瞳孔缩小	
	N₁受体	神经节	神经节兴奋	N 效应 (N 样作用)
		肾上腺髓质	肾上腺髓质分泌增加	
	N₂受体	骨骼肌	骨骼肌收缩	
肾上腺素受体	α 受体	皮肤、黏膜及内脏血管	血管收缩	α 效应 (α 型作用)
		眼睛(瞳孔开大肌)	瞳孔扩大	
		去甲肾上腺素能神经末梢	去甲肾上腺素释放减少	
	β₁受体	心肌	心脏兴奋	β 效应 (β 型作用)
		肾小球旁细胞	肾素释放	
	β₂受体	血管(骨骼肌血管、冠状动脉)	血管扩张	
		支气管及胃肠平滑肌	支气管扩张、胃肠平滑肌松弛	
		肝脏、脂肪细胞	糖原分解、脂肪分解	

此外,在肾、肠系膜和冠状动脉上,还分布有多巴胺受体,兴奋时可使这些血管扩张。机体的大多数器官、组织均受胆碱能神经和去甲肾上腺素能神经的双重支配,这两类神经的作用大多是互相对抗的,但在中枢调控下又是统一的,共同维持所支配的效应器官的正常活动。当两类神经同时兴奋时,显现的主要是支配占优势神经的效应。一般来说,胃肠、膀胱等处的平滑肌和腺体以胆碱能神经占优势,心脏、血管则以去甲肾上腺素能神经占优势。

（三）传出神经系统递质的合成与代谢

1. 乙酰胆碱的合成与代谢

（1）乙酰胆碱的合成:ACh 主要在胆碱能神经末梢内合成。

$$胆碱 + 乙酰辅酶 A \xrightarrow{胆碱乙酰化酶} 乙酰胆碱 + 辅酶 A$$

（2）乙酰胆碱的代谢。

$$乙酰胆碱 \xrightarrow{胆碱酯酶} 胆碱 + 乙酸$$

2. 去甲肾上腺素的合成与代谢

（1）去甲肾上腺素的合成:NE 主要在去甲肾上腺素能神经末梢内合成。

$$酪氨酸 \xrightarrow{酪氨酸羟化酶} 多巴 \xrightarrow{多巴脱羧酶} 多巴胺 \xrightarrow{多巴胺\,\beta\,羟化酶} 去甲肾上腺素$$

（2）去甲肾上腺素的代谢:NE 释放后,75%~90%被神经末梢重新摄取再利用,少量被儿茶酚氧位甲基转移酶(COMT)和单胺氧化酶(MAO)灭活。

二、传出神经系统药物的基本作用

传出神经系统药物的作用方式是直接作用于受体或影响递质的合成、储存和灭活,而呈现拟似递质的作用或拮抗递质的作用。前者称为拟似药(或激动剂);后者称为拮抗剂(或阻断剂)。

三、传出神经系统药物的分类

常用的传出神经系统药物,按其作用方式和作用性质的不同进行分类(表2-2)。

表2-2 常用传出神经系统药物的分类

分 类	主 要 作 用	常 用 代 表 药 物
拟胆碱药	激动 M 受体	毛果芸香碱
	抑制胆碱酯酶	新斯的明、有机磷酸酯类
抗胆碱药	阻断 M 受体	阿托品、东莨菪碱、山莨菪碱
	阻断 N_1 受体	美卡拉明、咪噻吩
	阻断 N_2 受体	琥珀胆碱、筒箭毒碱
	复活胆碱酯酶	碘解磷定、氯解磷定
拟肾上腺素药	激动 α、β 受体	肾上腺素、麻黄碱、多巴胺
	激动 α 受体	去甲肾上腺素、间羟胺、去氧肾上腺素
	激动 β 受体	异丙肾上腺素
抗肾上腺素药	阻断 α、β 受体	拉贝洛尔、卡维地洛
	阻断 α 受体	酚妥拉明、酚苄明
	阻断 β 受体	普萘洛尔等

小 结

　　传出神经按递质分类可分为胆碱能神经和去甲肾上腺素能神经。胆碱能神经兴奋时释放 ACh,产生 M 效应和 N 效应;去甲肾上腺素能神经兴奋时释放 NE 和少量 AD,产生 α 效应和 β 效应。传出神经系统药物通过影响受体和递质而产生拟似递质或拮抗递质的作用,因此将传出神经系统药物分为拟胆碱药、抗胆碱药、拟肾上腺素药、抗肾上腺素药四类。

自 测 题

一、名词解释

1. M 效应　2. α 效应

二、填空题

1. 传出神经系统的主要递质有_____和_____。

2. 胆碱受体分为_____和_____受体;肾上腺素受体分为_____和_____受体。

3. 传出神经系统药物可分为四类:_____、_____、_____和_____。

三、选择题

【A1 型题】

1. 胆碱能神经不包括(　　)。

A. 交感神经节前纤维　　　　B. 副交感神经节前纤维　　　　C. 运动神经

D. 副交感神经节后纤维　　　E. 大部分交感神经节后纤维

2. 释放 NE 的去甲肾上腺素能神经是(　　)。

A. 副交感神经节前纤维　　　B. 运动神经　　　　　　　　　C. 交感神经节前纤维

Note

21

D. 大部分交感神经节后纤维　　E. 副交感神经节后纤维

3. M 受体激动时,不会出现( )。

A. 心脏抑制　　　　　　　　B. 瞳孔缩小　　　　　　　　C. 骨骼肌收缩

D. 腺体分泌　　　　　　　　E. 胃肠平滑肌收缩

4. α 效应不包括( )。

A. 皮肤血管收缩　　　　　　B. 黏膜血管收缩　　　　　　C. 内脏血管扩张

D. 瞳孔散大　　　　　　　　E. 以上均不是

5. β₁ 受体主要分布于( )。

A. 心肌　　　　　　　　　　B. 血管　　　　　　　　　　C. 支气管平滑肌

D. 脂肪细胞　　　　　　　　E. 突触前膜

6. 在神经末梢处乙酰胆碱作用消失的主要方式是( )。

A. 被单胺氧化酶破坏　　　　B. 被胆碱酯酶破坏　　　　　C. 被神经末梢重新摄取

D. 进入血管被带走　　　　　E. 进入淋巴管被带走

7. 在神经末梢处去甲肾上腺素作用消失的主要方式是( )。

A. 被神经末梢重新摄取　　　B. 被胆碱酯酶破坏　　　　　C. 被单胺氧化酶破坏

D. 进入淋巴管被带走　　　　E. 进入血管被带走

四、简答题

简述 M 效应、N 效应、α 效应和 β 效应的具体表现。

第二节　胆碱受体激动剂

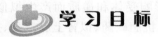

掌握毛果芸香碱、新斯的明的药理作用、临床应用、不良反应。

案例引导

　　周某,男,38 岁。因双眼视疲劳 1 年多而就诊。眼部检查:双眼矫正视力均为 0.8,右眼眼压 28 mmHg(1 mmHg＝133.32 Pa),左眼眼压 32 mmHg,双眼视野缺损。经诊断为青光眼。遵医嘱给予毛果芸香碱滴眼。

　　思考题:

　　1. 毛果芸香碱为什么能治疗青光眼?

　　2. 用毛果芸香碱滴眼时如何对患者进行用药指导?

　　分析:青光眼特征就是眼压间断或持续升高,从而导致视神经萎缩、视野缩小、视力减退。毛果芸香碱降低眼压,延缓视神经损害。

【引言】

　　胆碱受体激动剂是一类能与胆碱受体结合并激动该受体,产生与胆碱能神经递质 ACh 作用相似的药物。按其作用机制不同,分为直接激动胆碱受体药和间接激动胆碱受体药(胆碱酯酶抑制剂)。

一、M 受体激动剂

毛果芸香碱(pilocarpine,匹鲁卡品)

【药理作用】

本品能直接激动 M 受体,产生 M 效应,其中对眼和腺体的作用最明显。本品易透过角膜,作用迅速、温和,可缩瞳、降低眼压及调节痉挛(图 2-2)。

(1)缩瞳:激动瞳孔括约肌上的 M 受体,使瞳孔括约肌收缩,瞳孔缩小。

(2)降低眼压:由于缩瞳作用使虹膜向中心拉紧,虹膜根部变薄,前房角扩大,房水易通过小梁网及巩膜静脉窦进入血液循环,使眼压下降。

(3)调节痉挛:眼睛的调节作用主要依赖于晶状体屈光度的改变。激动睫状肌上 M 受体,使睫状肌向瞳孔中心方向收缩,悬韧带松弛,晶状体变凸,屈光度增加,故视近物清楚,视远物模糊,这种作用称为调节痉挛作用。反之,阻断睫状肌上 M 受体引起视力调节的一系列变化,恰好与调节痉挛时的现象相反,称为调节麻痹作用。

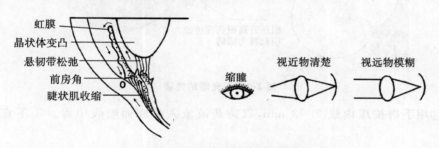

图 2-2 毛果芸香碱对眼的作用
箭头表示房水流动及睫状肌收缩的方向

【临床应用】

(1)青光眼患者的眼压升高可引起头痛、视力减退等,严重者可致失明。本品滴眼后可使眼压迅速下降,缓解或消除青光眼的各种症状,适用于闭角型青光眼,对开角型青光眼也有一定疗效。用药数分钟后见效,作用可维持 4~8 h。

知识链接

青 光 眼

青光眼是指眼压间断或持续升高的一种眼病,持续的高眼压可以给眼球各部分组织和视功能带来损害,如不及时治疗,视野可以全部丧失而致失明。

闭角型青光眼是由于前房角突然关闭而引起眼压急剧升高的眼病。

开角型青光眼一般是指原发性开角型青光眼,即在没有明显的原因并且前房角开放的情况下,发生青光眼性视神经病变和相对应的视野缺损,最终可能导致失明(图 2-3)。

(2)虹膜炎与扩瞳药交替使用,可防止虹膜与晶状体粘连。

(3)解救 M 受体拮抗剂中毒。

【不良反应】

滴眼副作用小,过量出现 M 受体过度兴奋症状,可用阿托品解救。

【用药指导】

(1)滴眼时应注意:①滴管要距眼约 2 cm。②将药液滴于下穹隆结膜囊内,切不可滴在角

23

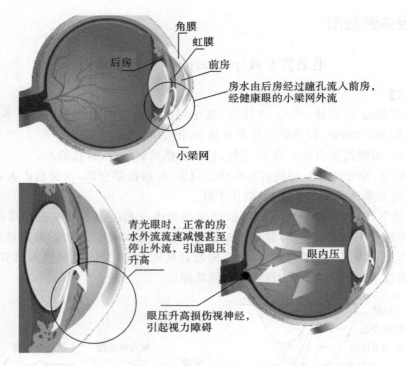

图 2-3 青光眼的危害

膜表面。③用手指按压内眦 2～3 min,以防药液流入鼻腔而吸收中毒。④不宜过于频繁滴药。

(2) 支气管哮喘患者,急性结膜炎、角膜炎患者慎用。

 考点链接

解某,女,40 岁。患青光眼 2 年。近日用毛果芸香碱滴眼液频繁滴眼后,患者出现流涎、出汗、胃肠道反应和支气管痉挛等症状,使用阿托品治疗后上述症状明显缓解。

分析:过量使用毛果芸香碱可导致 M 受体过度兴奋而出现流涎、出汗、胃肠道反应和支气管痉挛等全身毒性反应。阿托品能迅速缓解因 M 受体过度兴奋而引起的全身毒性反应。

二、胆碱酯酶抑制剂

 案例引导

患者,女,15 岁。因反复出现眼睑下垂、四肢无力、咀嚼和吞咽困难等症状而就诊,经诊断为重症肌无力。使用新斯的明治疗后症状得到改善。

思考题:

1. 新斯的明为什么能治疗重症肌无力?

2. 应用新斯的明时应注意哪些事项?

分析:重症肌无力是一种慢性自身免疫性疾病,由神经、肌肉接头间传递功能障碍所引起。骨骼肌呈进行性收缩无力,临床主要症状有眼睑下垂、复视、肢体无力、咀嚼和吞咽困难,严重者可出现呼吸困难。

胆碱酯酶抑制剂又称抗胆碱酯酶药,能与胆碱酯酶(ChE)结合并抑制其活性,使乙酰胆碱水解减少而大量蓄积,产生 M 样作用和 N 样作用。胆碱酯酶抑制剂可分为两类:①易逆性胆碱酯酶抑制剂,如新斯的明;②难逆性胆碱酯酶抑制剂,如有机磷酸酯类。

新斯的明(neostigmine)

【药理作用和临床应用】

新斯的明能可逆性地抑制胆碱酯酶,产生为 M 样作用和 N 样作用。其主要特点:①兴奋骨骼肌作用强大,常用于诊断和治疗重症肌无力,也可解救非去极化型肌松药(如筒箭毒碱)中毒;②兴奋胃肠和膀胱平滑肌作用较强,常用于手术后腹胀气和尿潴留;③对心血管、腺体、眼和支气管平滑肌的作用较弱,可用于阵发性室上性心动过速。

【不良反应】

治疗量副作用较少,过量可引起胆碱能危象,出现恶心、呕吐、腹痛、多汗、流涎、心动过缓、肌束颤动、肌无力加重等。一旦发现,应及时停药,并用 M 受体阻断药(如阿托品)和胆碱酯酶复活药治疗。

【用药指导】

(1) 支气管哮喘、机械性肠梗阻、尿路梗阻患者禁用。

(2) 口服吸收少,个体差异大,剂量应个体化。

(3) 有吞咽困难者,应避免口服给药。因口服量与注射量相差很大,在改变给药途径时,应注意调整剂量。其他治疗重症肌无力的药物见表 2-3。

表 2-3 其他治疗重症肌无力药物

药　　物	作用特点和用途	不良反应及禁忌证
吡斯的明 (pyridostigmine)	作用弱而久。用于重症肌无力、腹胀气、尿潴留	同新斯的明
安贝氯铵 (ambenonium chloride,酶抑宁)	作用强而久。主要用于重症肌无力,尤其是不能耐受新斯的明或吡斯的明的患者	同新斯的明
依酚氯铵 (edrophonium chloride,腾喜龙)	作用快而短。不宜作为治疗用药,常用于诊断重症肌无力、鉴别肌无力危象及胆碱能危象	同新斯的明
石杉碱甲 (huperzine-A,哈伯因)	治疗重症肌无力;具有改善记忆和认知功能的作用,对良性记忆障碍及老年性痴呆有一定疗效	同新斯的明,但较轻
加兰他敏 (galanthamine,强肌片)	作用较弱,用于重症肌无力、脊髓灰质炎后遗症的治疗	同新斯的明

考点链接

肖某,11 岁。2 年前开始出现眼睑下垂,发音不清。诊断为重症肌无力。近半年来,病情逐渐加重,每次发病时,患者全身无力,不能行走,并且出现呼吸困难,经新斯的明治疗后病情得到缓解。今天上午,护士遵医嘱肌内注射新斯的明后,患者出现腹痛、浑身出汗、流涎、肌肉跳动等现象,并且肌无力症状及呼吸困难加重。

分析:新斯的明治疗重症肌无力时要注意鉴别疾病与药物过量引起的肌无力症状。重症肌无力经新斯的明治疗后肌无力症状应缓解。若肌无力症状不仅不缓解,反而加重,要警惕出现胆碱能危象。

【主要考点】

①用毛果芸香碱滴眼可治疗哪些眼科疾病?滴眼时应注意哪些问题?

②新斯的明的禁忌证有哪些?

③哪些药物可治疗重症肌无力?

小 结

胆碱受体激动剂和胆碱酯酶抑制剂,按其临床应用不同又可分为缩瞳药(如毛果芸香碱)和治疗重症肌无力药(如新斯的明等)。毛果芸香碱能降低眼压,主要用于治疗青光眼,使用时应指导患者学会正确的滴眼方法。使用新斯的明治疗重症肌无力时,应向患者及其家属介绍相关的用药知识,以提高药效,减少不良反应。

自 测 题

一、名词解释

胆碱能危象

二、填空题

1. 毛果芸香碱溶液滴眼后,可使瞳孔_____,眼压_____,调节_____,主要用于治疗_____。

2. 胆碱酯酶抑制剂可分为_____和_____两类。

三、选择题

【A1 型题】

1. 治疗青光眼的首选药物是(　　)。

A. 依酚氯铵　　B. 毛果芸香碱　C. 新斯的明　　D. 吡斯的明　　E. 安贝氯铵

2. 使用新斯的明后,受其影响最明显的组织或器官是(　　)。

A. 骨骼肌　　　B. 心脏　　　C. 眼　　　　D. 支气管　　E. 腺体

3. 直接激动胆碱受体的药物是(　　)。

A. 安贝氯铵　　B. 新斯的明　　C. 吡斯的明　　D. 依酚氯铵　　E. 毛果芸香碱

4. 毛果芸香碱对眼的作用,错误的是(　　)。

A. 屈光度增大　B. 导致远视　　C. 调节痉挛　　D. 降低眼压　　E. 缩小瞳孔

5. 新斯的明的禁忌证是(　　)。

A. 尿潴留　　　　　　　　B. 前列腺肥大　　　　　　C. 重症肌无力

D. 腹胀气　　　　　　　　E. 非去极化型肌松药中毒

【A2 型题】

6. 厄某,男,38 岁,因双眼视疲劳就诊,诊断为开角型青光眼,遵医嘱给予毛果芸香碱滴眼,下列不正确的是(　　)。

A. 滴管距患眼约 2 cm　　　　　　　　　　B. 药液滴于角膜表面

C. 药液滴于下穹隆　　　　　　　　　　　　D. 区分医嘱是滴左眼、右眼还是双眼

E. 滴眼后压迫内眦约 2 min

7. 司某,女,45 岁,因腹部手术后出现腹胀气和尿潴留,首选药物是(　　)。

A. 依酚氯铵　　B. 加兰他敏　　C. 新斯的明　　D. 毛果芸香碱　E. 石杉碱甲

【A3 型题】

(8～9 题共用题干)

毕某,男,12 岁,诊断为重症肌无力,选择药物治疗。

8. 下列药物无效的是（   ）。

A. 吡斯的明   B. 加兰他敏   C. 毛果芸香碱   D. 安贝氯铵   E. 新斯的明

9. 治疗过程中应注意什么问题？（   ）

A. 胆碱能危象   B. 视力下降   C. 听力下降   D. 肝损害   E. 脱发

【A4 型题】

（10～12 题共用题干）

巴某，女，15 岁。因反复出现眼睑下垂、四肢无力、咀嚼和吞咽困难等症状而就诊，诊断为重症肌无力，遵医嘱给予新斯的明治疗。

10. 经新斯的明治疗一段时间后，患者肌无力症状得到明显改善，今晨患者出现恶心、呕吐、腹痛、多汗、流涎、肌束颤动，肌无力症状加重，最可能的原因是（   ）。

A. 药物用量不足   B. 药物副作用   C. 患者病情加重

D. 胆碱能危象   E. 出现并发症

11. 鉴别胆碱能危象，应选用（   ）。

A. 吡斯的明   B. 加兰他敏   C. 依酚氯铵   D. 安贝氯铵   E. 新斯的明

12. 如为胆碱能危象，正确处理是（   ）。

A. 继续使用新斯的明   B. 加大新斯的明用量   C. 改用安贝氯铵

D. 皮下注射毛果芸香碱   E. 肌内注射阿托品

【B 型题】

（13～15 题共用选项）

A. 毛果芸香碱   B. 新斯的明   C. 加兰他敏

D. 吡斯的明   E. 阿托品

13. 直接激动 M 受体的药是（   ）。

14. 术后尿潴留首选（   ）。

15. 毛果芸香碱中毒可用何药解救？（   ）

【X 型题】

16. 激动 M 受体产生（   ）。

A. 腺体分泌增加   B. 支气管收缩   C. 瞳孔扩大

D. 血管扩张   E. 心率减慢

四、简答题

毛果芸香碱对眼睛的作用和用途有哪些？应用时应注意什么问题？

第三节　胆碱受体拮抗剂和胆碱酯酶复活药

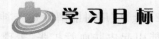

学习目标

掌握阿托品的药理作用、临床应用、不良反应。

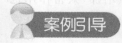

李某，男，65 岁。因胃肠痉挛引起腹痛而就诊。经使用解痉药阿托品后腹痛得

到缓解,但患者随后出现急性尿潴留。

思考题:

1. 阿托品治疗腹痛的依据是什么?

2. 该患者使用阿托品后出现急性尿潴留的可能原因是什么?

分析:胃肠痉挛性疼痛大多数是由胃肠功能失调所致,部分是由胃肠道器质性病变所致。M 受体阻断药通过阻断 M 受体,使平滑肌松弛,故又称平滑肌解痉药。

【引言】
胆碱受体阻断药是一类能阻断胆碱受体,产生与胆碱能神经递质 ACh 作用相反的药物。

一、M 受体阻断药

本类药物包括植物中提取的阿托品类生物碱及阿托品的合成代用品。

(一) 阿托品类生物碱

阿托品类生物碱包括阿托品、山莨菪碱、东莨菪碱等,均可从植物中提取,也可人工合成。它们的抗胆碱作用(即 M 受体拮抗作用)及毒副作用基本相似,只是作用强弱、持续时间长短及中枢作用不同。

阿托品(atropine)

【药理作用】

阿托品作用广泛,小剂量就能选择性阻断 M 受体,大剂量能扩张血管及兴奋中枢。

1. 阻断 M 受体

(1)松弛内脏平滑肌:阿托品对多种内脏平滑肌有松弛作用,尤其对痉挛状态的平滑肌作用更为明显。其特点如下:①对胃肠平滑肌的解痉作用最显著;②对膀胱逼尿肌的解痉作用次之;③对输尿管、胆管、支气管平滑肌的解痉作用较弱。

(2)抑制腺体分泌:其特点如下。①唾液腺和汗腺对阿托品最为敏感,小剂量即可引起口干和皮肤干燥;②呼吸道腺体分泌明显减少;③对胃酸分泌影响较小。

(3)眼:阿托品对眼的作用与毛果芸香碱相反,表现为扩瞳、升高眼压、调节麻痹(图 2-4)。

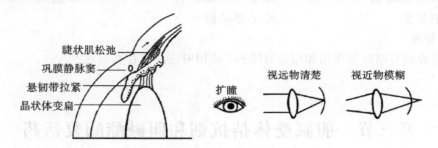

睫状肌松弛
巩膜静脉窦
悬韧带拉紧
晶状体变扁
扩瞳
视远物清楚
视近物模糊

图 2-4 阿托品对眼的作用
箭头表示房水流动及睫状肌松弛的方向

(4)兴奋心脏:较大剂量(1~2 mg)应用时能解除迷走神经对心脏的抑制,使心率加快。

2. 扩张血管 较大剂量应用能引起皮肤血管扩张,表现为皮肤潮红、灼热;大剂量能解除小血管痉挛,改善微循环。此作用与拮抗 M 受体无关,可能是对血管的直接扩张作用。

3. 兴奋中枢 较大剂量(1~2 mg)应用时可轻度兴奋中枢。随着剂量增加,兴奋作用也增强,严重中毒时,中枢由兴奋转为抑制。

【临床应用】

1. 解除平滑肌痉挛 适用于各种内脏绞痛,对胃肠绞痛、膀胱刺激症状疗效较好,但对胆

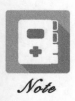

绞痛或肾绞痛疗效较差,需与镇痛药合用。

2.全身麻醉前给药　可减少呼吸道及唾液分泌,防止分泌物阻塞呼吸道及吸入性肺炎的发生。还可用于严重的盗汗和流涎症。

3.眼科　①虹膜睫状体炎:可松弛虹膜括约肌及睫状肌,活动减少,有利于炎症消退,并可防止虹膜与晶状体粘连。②检查眼底:因散瞳作用维持时间较长(1～2周),视力恢复较慢,现已被后马托品所代替。③用于验光配镜:阿托品可使睫状肌松弛,晶状体固定,可准确测定晶状体的屈光度。因阿托品作用时间过长,现已少用,而用起效快、作用时间短的后马托品。儿童的睫状肌调节作用较强,验光时仍用阿托品。

4.缓慢型心律失常　用于治疗迷走神经过度兴奋引起的窦性心动过缓、房室传导阻滞等缓慢型心律失常。

5.抗休克　大剂量阿托品能解除小血管痉挛,改善微循环,用于感染性休克。

6.解救有机磷酸酯类中毒　见本节有机磷酸酯类急性中毒相关内容。

【不良反应】

1.副作用　常见有口干、皮肤干燥、面部潮红、心悸、瞳孔扩大、视近物模糊、排尿困难、便秘及体温升高等,一般在停药后可消失,无须特殊处理。

2.毒性反应　过量中毒时除了上述副作用加重外,还可出现中枢兴奋症状,如烦躁不安、谵妄甚至惊厥,严重者可出现昏迷、呼吸麻痹。处理:①大量使用时应密切观察患者情况,出现呼吸加快、瞳孔散大、中枢兴奋等中毒症状时,应及时停药;②外周中毒症状用毛果芸香碱或新斯的明对抗(当解救有机磷酸酯类中毒而用阿托品过量时,禁用胆碱酯酶抑制剂);③中枢兴奋症状用镇静催眠药对抗。

【用药指导】

(1)阿托品副作用常见,用药前应向患者做好解释,并提醒患者注意:①少量多次饮水,多吃富含纤维的食物;②滴眼时按压内眦;③外出可戴墨镜保护眼睛。

(2)用药时注意观察心率及体温变化,心率高于100次/分、体温高于38 ℃的患者不宜使用。

(3)青光眼、前列腺肥大患者禁用。

山莨菪碱(anisodamine,654)

其天然品称为654-1,人工合成品称为654-2。作用与阿托品相似,主要特点:①对血管及胃肠平滑肌的解痉作用选择性比阿托品高,常用于感染性休克及内脏绞痛;②对眼、腺体、中枢作用弱,故毒副作用小;③禁忌证同阿托品。

东莨菪碱(scopolamine)

其主要特点:①外周作用与阿托品相似,抑制腺体分泌作用比阿托品强,可代替阿托品用于麻醉前给药;②中枢作用与阿托品相反,可产生镇静、催眠作用甚至使患者进入浅麻醉状态;③有防晕止吐、抗帕金森病作用,可用于晕动病和帕金森病;④禁忌证同阿托品。

(二)阿托品的合成代用品

由于阿托品作用广泛,副作用较多,针对这些缺点,通过改变其化学结构,合成了不少代用品,其中包括合成扩瞳药和合成解痉药(表2-4)。

表 2-4　阿托品的合成代用品

分 类	药 名	作用特点和用途	用药须知
合成扩瞳药	后马托品 (homatropine)	散瞳和调节麻痹作用弱而短暂(持续 1～2 天),用于眼底检查和验光配镜	青光眼患者禁用
	托吡卡胺 (tropicamide)	起效快而作用短(持续 4～6 h),用于眼底检查及预防青少年功能性近视	青光眼患者禁用
	尤卡托品 (eucatropine)	作用时间短暂,扩瞳作用维持 2～6 h,无调节麻痹作用,用于眼底检查	青光眼患者禁用
合成解痉药	溴丙胺太林 (propantheline bromide,普鲁本辛)	松弛胃肠平滑肌作用较强而持久,并可抑制胃酸分泌。主要用于治疗胃肠痉挛性疼痛、妊娠呕吐和消化性溃疡	不良反应与阿托品相似但较轻
	贝那替秦 (benactyzine,胃复康)	解痉作用较明显,也能抑制胃酸分泌,用于治疗溃疡病、胃肠痉挛、胃酸分泌过多。具有安定作用,适用于伴有焦虑症的溃疡病患者	同溴丙胺太林

二、N 受体拮抗剂

1. N₁受体拮抗剂　又称神经节阻断药,能选择性地与神经节中 N_1 受体结合,从而阻断神经冲动在神经节中的传递。曾用于治疗高血压急症,但由于不良反应多,现已少用。本类药物有美卡拉明、咪噻吩等。

2. N₂受体拮抗剂　又称骨骼肌松弛药,主要用作全身麻醉的辅助用药,使骨骼肌松弛,减少麻醉药用量。按其作用机制不同,可分为两类:①去极化型肌松药,如琥珀胆碱(司可林),可用于气管内插管术及气管镜、食管镜检查,静脉滴注适用于较长时间的外科手术;②非去极化型肌松药,如筒箭毒碱,因副作用多,现已少用。

三、有机磷酸酯类急性中毒及其解毒药

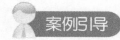

> 王某,男,35 岁,农民。在田间喷洒农药 2 h 后,突然昏倒在地,急送入院。查体:体温 36.3 ℃,心率 56 次/分,呼吸 24 次/分,血压 90/60 mmHg,患者昏迷,角膜反射消失,双瞳孔呈针尖样大小,呼气有大蒜味,多汗,双肺布满湿啰音,肌肉间断性颤动。经诊断为有机磷酸酯类农药中毒。
>
> 思考题:
>
> 该患者应采取哪些急救措施?

有机磷酸酯类农药(简称有机磷)(图 2-5)主要作为农业和环境卫生杀虫剂,如甲拌磷(3911)、内吸磷(1059)、对硫磷(1605)、马拉硫磷(4049)、敌敌畏、敌百虫、乐果等。有些剧毒有机磷酸酯类可用作战争毒气,如塔崩、沙林、梭曼等。

(一) 中毒机制及中毒表现

1. 中毒机制　有机磷酸酯类可通过皮肤、黏膜、呼吸道及消化道等多种途径进入体内,与胆碱酯酶牢固结合,形成磷酰化胆碱酯酶,使酶失去水解乙酰胆碱的能力,从而使乙酰胆碱大量蓄积,过度激动 M 受体、N 受体,引起一系列中毒症状。

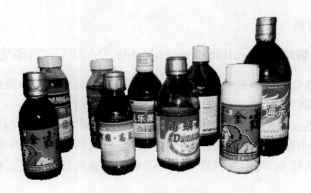

图 2-5　有机磷酸酯类农药

2. 中毒表现　一般轻度中毒以 M 样症状为主；中度中毒同时出现 M 样及 N 样症状；重度中毒除 M 样和 N 样症状加重外，还出现明显的中枢症状（表 2-5）。

表 2-5　有机磷酸酯类急性中毒的临床症状

类　型	中毒表现	原　因
M 样症状	瞳孔缩小、视物模糊、眼痛	瞳孔括约肌及睫状肌兴奋
	流涎、口吐白沫、出汗、呼吸道分泌物增加	腺体分泌
	恶心、呕吐、腹痛、腹泻、大小便失禁、支气管痉挛、呼吸困难	平滑肌兴奋
	心动过缓	心脏抑制
	血压下降	血管扩张
N 样症状	心动过速、血压升高	交感神经兴奋
	肌束震颤、抽搐、肌无力、肌麻痹	骨骼肌兴奋
中枢症状	躁动不安、失眠、谵语、昏迷、呼吸抑制、循环衰竭	中枢先兴奋后抑制

（二）中毒的解救原则

（1）迅速清除毒物：发现中毒后，应立即换掉沾毒的衣服，把患者撤离中毒现场。经皮肤吸收中毒者，应用温水或肥皂水清洗皮肤；经口中毒者可用 2% 碳酸氢钠溶液或生理盐水反复洗胃，然后再用硫酸镁或甘露醇导泻。注意：敌百虫中毒时禁用碱性溶液冲洗体表或洗胃；对硫磷中毒时则禁用高锰酸钾溶液，以防毒性增加。

（2）维持呼吸、循环功能。

（3）及早使用解毒药物。

（三）常用解毒药

1. M 受体阻断药

阿托品（atropine）

解毒特点：①阻断 M 受体，迅速解除 M 样症状和部分中枢症状；②对 N 样症状（如肌束震颤等）无效；③不能使胆碱酯酶复活。

用药指导：①除轻度中毒可单用阿托品外，中度和重度中毒者，必须将阿托品与胆碱酯酶复活药合用。②用药原则：早期、足量、反复给药，达"阿托品化"后改用维持量。"阿托品化"的指征为瞳孔散大、颜面潮红、四肢转暖、腺体分泌减少、肺部湿啰音明显减少或消失、意识障碍减轻或转清醒。③在治疗过程中要密切观察病情，如出现谵妄、躁动或心率加快、体温过高等阿托品中毒表现时，应减量或暂停给药。

Note

2. 胆碱酯酶复活药

氯解磷定(pralidoxime chloride,PAM-Cl,氯磷定)

解毒机制:①氯解磷定与磷酰化胆碱酯酶中的磷酰基结合,使胆碱酯酶游离,恢复其活性;②直接与游离的有机磷结合,形成无毒的磷酰化氯解磷定由肾脏排出。

解毒特点:①能迅速解除 N 样症状,解除肌束颤动。②对 M 样症状和中枢症状疗效较差。③对不同有机磷中毒解毒疗效有差异:对内吸磷、对硫磷、马拉硫磷等中毒疗效较好,对敌百虫、敌敌畏中毒疗效较差,对乐果中毒无效。④对中毒过久已经"老化"的磷酰化胆碱酯酶几乎无效。

用药指导:①轻度中毒者可单用胆碱酯酶复活药或阿托品,中度和重度中毒者,必须与阿托品合用。②用药原则:早期、足量、反复给药,中毒症状消失、病情稳定后方可停药。③静脉注射速度宜慢,过快可引起眩晕、视物模糊、恶心、心动过速等症状。

碘解磷定(pralidoxime iodide,PAM)

本药作用、用途与氯解磷定相似,但作用较弱,不良反应较多。因含碘,刺激性大,只作静脉注射用,不能肌内注射。

 考点链接

谢某,男,49 岁,特殊职业。在生产有机磷农药工作中违反操作规定,出现有机磷中毒症状,头晕、头痛、乏力,支气管分泌物增多、呼吸困难,逐渐出现烦躁不安、谵妄、抽搐及昏迷。遵医嘱给予阿托品、氯解磷定治疗。

分析:重度有机磷中毒需联用阿托品和氯解磷定。阿托品能迅速解除 M 样症状,但不能使胆碱酯酶复活。氯解磷定能迅速解除 N 样症状,并使胆碱酯酶恢复活性。

【主要考点】

①阿托品有何作用与用途?

②阿托品能解除有机磷中毒的哪些症状?

③用药前,如何向患者解释阿托品的副作用? 用药后,如何观察阿托品的毒性反应? 一旦中毒该如何处理?

④中、重度中毒为何联用阿托品和氯解磷定?

⑤阿托品的禁忌证有哪些?

⑥如何判断已达"阿托品化"?

🗓 小　　结

阿托品类生物碱的共同点是均能拮抗 M 受体,大剂量应用时还能扩张血管,临床主要用于治疗内脏绞痛、感染性休克和解救有机磷中毒;眼科用于检查眼底和验光,检查眼底常被合成扩瞳药取代。不良反应与拮抗 M 受体作用有关,青光眼、前列腺肥大患者禁用。解救有机磷酸酯类中毒,除迅速消除毒物和对症处理外,必须早期、足量、反复使用阿托品和胆碱酯酶复活药。前者能迅速解除 M 样症状和部分中枢症状,但对 N 样症状无效;后者能恢复胆碱酯酶的活性,并迅速解除 N 样症状。

Note

自 测 题

一、名词解释

阿托品化

二、填空题

1. 阿托品的作用广泛,主要表现有:阻断_____,大剂量扩张_____和兴奋_____。

2. 阿托品滴眼后,可使瞳孔_____,眼压_____,禁用于_____患者。

3. 有机磷酸酯类中毒的机制是抑制_____酶,其中毒解毒药物有_____和_____两类。

三、选择题

【A1 型题】

1. 阿托品的作用不包括(   )。

A. 减慢心率　　　　　　　　B. 扩张血管　　　　　　　　C. 扩大瞳孔

D. 松弛胃肠平滑肌　　　　　E. 抑制腺体分泌

2. 解除血管平滑肌痉挛作用最强的药物是(   )。

A. 溴丙胺太林　　　　　　　B. 山莨菪碱　　　　　　　　C. 后马托品

D. 托吡卡胺　　　　　　　　E. 东莨菪碱

3. 东莨菪碱禁用于(   )。

A. 麻醉前给药　　　　　　　B. 防晕止吐　　　　　　　　C. 帕金森病

D. 前列腺肥大　　　　　　　E. 有机磷中毒

4. 有机磷酸酯类中毒所致的肌束震颤,下列何药可迅速缓解?(   )

A. 托吡卡胺　　　　　　　　B. 氯解磷定　　　　　　　　C. 新斯的明

D. 毛果芸香碱　　　　　　　E. 阿托品

5. 下列何药是合成的快速、短效扩瞳药?(   )

A. 东莨菪碱　　　B. 阿托品　　　C. 654-2　　　D. 山莨菪碱　　　E. 托吡卡胺

6. 下列哪项效应与阿托品阻断 M 受体作用无关?(   )

A. 抑制腺体分泌　　　　　　B. 扩瞳　　　　　　　　　　C. 加快心率

D. 松弛内脏平滑肌　　　　　E. 扩张血管

7. 对山莨菪碱的描述不正确的是(   )。

A. 对眼、腺体的作用强　　　　　　　　　　B. 人工合成品称为 654-2

C. 可用于感染性休克　　　　　　　　　　　D. 对胃肠平滑肌的解痉作用选择性高

E. 青光眼患者禁用

8. 下列哪项不是阿托品的禁忌证或慎用指征?(   )

A. 膀胱刺激症状　　　　　　B. 高热　　　　　　　　　　C. 青光眼

D. 心动过速　　　　　　　　E. 前列腺肥大

9. 禁用于青光眼患者的药物不包括(   )。

A. 山莨菪碱　　　　　　　　B. 毛果芸香碱　　　　　　　C. 阿托品

D. 后马托品　　　　　　　　E. 东莨菪碱

10. 对东莨菪碱的叙述,不正确的是(   )。

A. 外周作用与阿托品相反　　　　　　　　　B. 可防晕止吐

C. 禁忌证同阿托品　　　　　　　　　　　　D. 抑制腺体分泌作用比阿托品强

Note

E. 有镇静、催眠作用

11. 有机磷酸酯类农药职业中毒的原因多是(　　)。

A. 误服　　　　　　　　　B. 误用　　　　　　　　　C. 违反操作规定

D. 生产设备密闭　　　　　E. 防护完善

【A2 型题】

12. 曹某,女,45 岁,因口服敌百虫中毒而急诊入院,洗胃时不能选用(　　)。

A. 温开水　　　　　　　　B. 生理盐水　　　　　　　C. 碳酸氢钠溶液

D. 高锰酸钾溶液　　　　　E. 牛奶

13. 一例神志不清的患者被送入急诊室,呼气带有大蒜味,急查全血胆碱酯酶活性为 58%,考虑为有机磷酸酯类农药中毒,患者会出现(　　)。

A. 瞳孔缩小　　　　　　　B. 瞳孔扩大　　　　　　　C. 黄疸

D. 血红蛋白尿　　　　　　E. 瞳孔正常

14. 9 岁男孩,家长发现其视力异常,怀疑患近视,需到医院验光。首选药物是(　　)。

A. 托吡卡胺　　　　　　　B. 阿托品　　　　　　　　C. 后马托品

D. 毛果芸香碱　　　　　　E. 新斯的明

15. 赵某,女,50 岁,因慢性心功能不全口服地高辛治疗,近日出现胸闷、气短,心电图显示为窦性心动过缓。控制窦性心动过缓宜选(　　)。

A. 山莨菪碱　　　　　　　B. 毛果芸香碱　　　　　　C. 阿托品

D. 后马托品　　　　　　　E. 东莨菪碱

16. 金某,女,30 岁,从事园林工作,给果树喷农药时不慎被农药污染衣服而中毒。现场应立即采取的处理措施是(　　)。

A. 现场抢救　　　　　　　B. 热水清洗皮肤　　　　　C. 肥皂水清洗皮肤

D. 酒精清洗皮肤　　　　　E. 脱离现场、脱去污染衣服

【A3 型题】

(17～20 题共用题干)

庞某,女,23 岁,因失恋喝农药“敌敌畏”,家人发现后立即送医院。患者呼气带有大蒜味、流涎、大汗、骨骼肌震颤、呼吸困难,逐渐出现躁动不安、谵妄、抽搐及昏迷。胆碱酯酶活性检测为 25%。诊断为急性有机磷酸酯类重度中毒。

17. 有机磷酸酯类农药对人体的毒性主要在于(　　)。

A. 引起急性肾衰竭　　　　B. 使血液凝固发生障碍　　C. 抑制中枢神经系统

D. 抑制胆碱酯酶活性　　　E. 增加胆碱酯酶活性

18. 有机磷酸酯类农药中毒最常用抗胆碱药阿托品,其作用是(　　)。

A. 缓解肌肉震颤　　　　　B. 缓解肌肉抽搐　　　　　C. 促使昏迷患者苏醒

D. 使瞳孔缩小　　　　　　E. 抑制腺体分泌

19. 关于“阿托品化”的指征,错误的是(　　)。

A. 瞳孔缩小　　　　　　　B. 颜面潮红　　　　　　　C. 腺体分泌减少

D. 肺部湿啰音明显减少　　E. 意识障碍减轻

20. 氯解磷定的作用是(　　)。

A. 促使昏迷患者苏醒　　　B. 使瞳孔扩大　　　　　　C. 抑制腺体分泌

D. 恢复胆碱酯酶活性　　　E. 缓解呼吸困难

【A4 型题】

(21～23 题共用题干)

诸某,男,65 岁。因天气炎热而大量摄入冷食,随后即出现上腹阵发性腹痛,并伴有腹胀、

恶心呕吐,诊断为胃肠痉挛。遵医嘱给予阿托品治疗。

21. 阿托品的副作用不包括(　　)。

A. 口干、皮肤干燥　　　　　B. 心悸　　　　　　　C. 视远物模糊

D. 便秘　　　　　　　　　　E. 面部潮红

22. 经使用阿托品治疗后患者腹痛得到缓解,随后即出现急性尿潴留,但无其他症状,最可能的原因是(　　)。

A. 阿托品过量中毒　　　　　B. 阿托品用量不足　　　C. 药物副作用

D. 患者有前列腺肥大　　　　E. 其他原因所致

23. 阿托品过量中毒,处理措施中错误的是(　　)。

A. 继续用药并严密观察　　　　　　　　B. 呼吸抑制者须进行人工呼吸和给氧

C. 用毛果芸香碱对抗其外周症状　　　　D. 口服阿托品中毒者可洗胃、导泻

E. 用镇静催眠药对抗其中枢兴奋症状

四、简答题

1. 简述阿托品的作用与用途。

2. 解救有机磷酸酯类中毒,为什么要将 M 受体阻断药与胆碱酯酶复活药合用?

第四节　肾上腺素受体激动剂

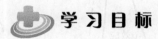

掌握肾上腺素、去甲肾上腺素、异丙肾上腺素的药理作用、临床应用、不良反应。

案例引导

患者,男,12 岁,溺水致心搏骤停。救生员在现场立即对其进行徒手心肺复苏。4 min 后患者心脏恢复跳动,随后急送医院。入院后再次出现心搏骤停,立即静脉注射肾上腺素,同时进行心脏按压,并进行气管插管行呼吸机给氧、纠正酸中毒等。1 个星期后,患者痊愈出院。

思考题:

1. 肾上腺素抢救心搏骤停的依据是什么?

2. 肾上腺素有哪些作用和用途? 使用时应注意观察什么?

分析:心搏、呼吸骤停常因意外事故、器质性心脏病、大出血等引起。在医院外遇到心搏、呼吸骤停的患者时,要迅速求助并进行心肺复苏。心肺复苏时首先要保持气道通畅,再进行人工呼吸、胸外心脏按压。当观察到患者颜面红润、有大动脉搏动、散大的瞳孔开始缩小、有自主呼吸时,说明心肺复苏成功。

【引言】

肾上腺素受体激动剂又称拟肾上腺素药,能与肾上腺素受体结合并激动受体,产生与递质(去甲肾上腺素)相似作用的药物。本类药物根据其激动受体的不同,可分为三类:①α、β受体激动剂;②α受体激动剂;③β受体激动剂。

一、α、β受体激动剂

肾上腺素(adrenaline,AD)

肾上腺素是肾上腺髓质分泌的主要激素。性质不稳定，需避光保存，如药液变红色不可再用。易被碱性肠液破坏，口服无效。皮下注射起效较慢而持久（约 1 h），肌内注射起效较快而短暂（约 30 min），静脉注射立即生效，作用仅维持数分钟。

【药理作用】

直接激动 α 受体和 β 受体，产生 α 效应和 β 效应。

1. 兴奋心脏 激动心肌 $β_1$ 受体，使心肌收缩力加强，传导加速，心率加快，心输出量增加。但可增加心肌耗氧量，如剂量过大或静脉注射过快可引起心律失常，甚至心室纤颤。

2. 收缩和舒张血管 对血管的作用因受体类型、数量的不同而异。可使 α 受体占优势的皮肤、黏膜及内脏血管收缩；使 $β_2$ 受体占优势的骨骼肌血管及冠状动脉扩张。

3. 影响血压 对血压的影响与用药剂量有关。①一般剂量（皮下注射 0.5～1.0 mg 或静脉滴注 10 μg/min）：收缩压升高，舒张压不变或稍有下降。②较大剂量：收缩压和舒张压均升高。③肾上腺素升压作用的翻转：先用 α 受体拮抗剂（如酚妥拉明），再用原升压剂量的肾上腺素可引起血压下降（图 2-6）。

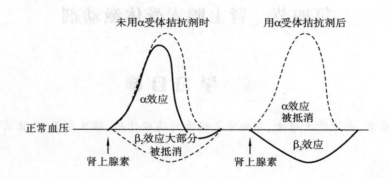

图 2-6 肾上腺素对血压的影响

4. 扩张支气管 激动 $β_2$ 受体，使支气管扩张，作用快且强，对痉挛的支气管平滑肌作用尤为明显。

5. 促进代谢 激动肝和脂肪的 $β_2$ 受体，促进肝糖原和脂肪分解，升高血糖。

应激反应：当机体突然受到强烈有害刺激（如创伤、手术、失血、感染、中毒、缺氧、饥饿等）时，通过下丘脑引起血中促肾上腺皮质激素浓度迅速升高，从而提高机体的适应能力和抗伤害能力（图 2-7）。

【临床应用】

1. 抢救心搏骤停 对溺水、手术意外、药物中毒、传染病和心脏传导阻滞等所致的心搏骤停，可用肾上腺素静脉注射或心室内注射，同时配合有效的心脏按压、人工呼吸和纠正酸中毒等措施。

2. 抢救过敏性休克 肾上腺素可迅速缓解过敏性休克的症状，是抢救过敏性休克的首选药（图 2-8）。

3. 治疗支气管哮喘 疗效迅速但不持久，并且因兴奋心脏、升高血压，限制了其应用，仅用于支气管哮喘的急性发作。

4. 与局麻药合用、局部止血 在局麻药液中加入少量肾上腺素（一般为 1：250000），可使

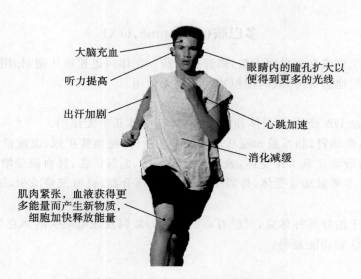

大脑充血

听力提高

出汗加剧

眼睛内的瞳孔扩大以便得到更多的光线

心跳加速

消化减缓

肌肉紧张，血液获得更多能量而产生新物质，细胞加快释放能量

图 2-7 肾上腺素分泌后的身体变化

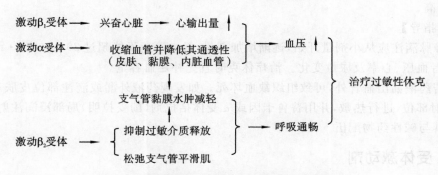

激动β₁受体 → 兴奋心脏 → 心输出量 ↑

激动α受体 → 收缩血管并降低其通透性（皮肤、黏膜、内脏血管）→ 血压 ↑

支气管黏膜水肿减轻

激动β₂受体 → 抑制过敏介质释放 → 呼吸通畅

松弛支气管平滑肌

治疗过敏性休克

图 2-8 肾上腺素抢救过敏性休克的作用机制

局部血管收缩，延缓局麻药吸收，从而防止局麻药吸收中毒，并延长局麻时间。鼻黏膜出血、牙龈出血时，可用浸有 0.1％肾上腺素的纱布或棉球填塞局部达到止血效果。

【不良反应】

本药主要不良反应为心悸、头痛、烦躁、血压升高等。如剂量过大、静脉注射速度过快可引起血压剧升，有引起脑出血的危险。大剂量还可致心律失常，甚至心室纤颤。

【用药指导】

（1）严格掌握剂量，严密监测患者血压、脉搏、心率等生命体征。

（2）α 受体拮抗剂引起的低血压不能用肾上腺素治疗。

（3）禁用于高血压、脑动脉硬化、器质性心脏病、甲状腺功能亢进、糖尿病患者。

麻黄碱（ephedrine，麻黄素）

麻黄碱是从麻黄中提取的生物碱，现已人工合成。麻黄碱能直接和间接（促进去甲肾上腺素能神经末梢释放 NE）激动 α 受体和 β 受体，作用与肾上腺素相似。与肾上腺素比较，有以下特点：①性质稳定，口服有效；②外周作用温和、缓慢而持久；③中枢兴奋作用显著，故睡前宜加服镇静催眠药以防失眠；④连续用药易产生快速耐受性。主要用于防治腰麻或硬膜外麻醉所引起的低血压，也可用于防治轻症支气管哮喘以及治疗鼻黏膜充血所致的鼻塞。禁忌证同肾上腺素。

Note

多巴胺(dopamine,DA)

多巴胺为人工合成品。口服无效,需静脉给药。在体内迅速被代谢,作用时间短暂。外源性多巴胺不易透过血脑屏障,故对中枢神经系统无作用。

【药理作用】

本药直接激动 DA 受体、α 受体和 β_1 受体,对 β_2 受体几乎无作用。

(1) 小剂量:激动肾、肠系膜和冠状动脉的 DA 受体,使血管扩张、血流量增加。

(2) 中剂量:激动 β_1 和 DA 受体,表现为心脏兴奋、血管扩张、肾血流量增加、尿量增加。

(3) 大剂量:主要激动 α 受体,外周血管收缩,血压升高,肾血流量减少,尿量减少。

【临床应用】

本药主要用于治疗各种休克,对伴有心肌收缩力减弱及尿量减少的休克更为适用;与利尿药合用可治疗急性肾功能衰竭。

【不良反应】

本药不良反应较轻,偶有恶心、呕吐、头痛。剂量过大或静脉滴注速度过快,可出现心律失常、血压升高。

【用药指导】

(1) 静脉滴注应从小剂量开始,逐渐增加剂量,最大滴速不能超过 20 $\mu g/(kg \cdot min)$,并严密监测患者血压、心率及尿量变化。治疗休克时宜先补足血容量。

(2) 若药液漏出血管外,可致组织缺血坏死。如发现药液外漏或滴注部位皮肤苍白,应立即更换注射部位,进行热敷,并用普鲁卡因或 α 受体拮抗剂(酚妥拉明)局部浸润注射。

(3) 禁与碱性药物配伍。

二、α 受体激动剂

去甲肾上腺素(norepinephrine,NE)

去甲肾上腺素是去甲肾上腺素能神经末梢释放的主要递质,药用为人工合成品。

【药理作用】

本药主要激动 α 受体,对 β_1 受体作用较弱,对 β_2 受体几乎无作用。

1. 收缩血管 激动 α 受体,引起皮肤、黏膜、内脏、骨骼肌血管收缩。

2. 兴奋心脏 激动 β_1 受体,使心肌收缩力加强,心输出量增加。由于血压升高,反射性兴奋迷走神经而使心率减慢。

3. 升高血压 较大剂量时,收缩压、舒张压均明显升高。

【临床应用】

1. 休克和低血压 由于强烈收缩血管,易致组织及内脏血流灌注量减少,引起急性肾功能衰竭,故在休克的治疗中已不占主要地位,仅用于早期神经源性休克及某些药物(如酚妥拉明、氯丙嗪)引起的低血压。

2. 上消化道出血 取本品 1～3 mg,适当稀释后口服,可使食管或胃黏膜血管收缩而产生止血效果。

【不良反应】

1. 局部组织缺血坏死 静脉滴注时间过久、浓度过高或药液外漏,可致局部组织缺血坏死,其处理方法同多巴胺。

2. 急性肾功能衰竭 用药过久或剂量过大,使肾血管强烈收缩,肾血流量急剧减少,出现少尿、无尿等现象。

【用药指导】

（1）本品性质不稳定，遇光和碱性溶液即被破坏失效，应避光储存，如注射液呈棕色或有沉淀，不宜再用。

（2）静脉给药时必须防止药液漏出血管外，以免引起组织坏死。

（3）严格控制滴注速度，严密监测血压及尿量变化，以收缩压维持在 90 mmHg、尿量保持在 25 mL/h 以上为宜。

（4）高血压、动脉硬化、器质性心脏病及少尿、无尿患者禁用。

间羟胺(metaraminol，阿拉明)

间羟胺作用与去甲肾上腺素相似，主要激动 α 受体，对 β_1 受体作用较弱。主要特点：①可收缩血管，升高血压，作用较缓和而持久；②对肾血管收缩作用较弱，较少引起急性肾功能衰竭；③对心率影响不明显，很少引起心律失常；④应用方便，可静脉滴注，也可肌内注射；⑤连续用药易产生快速耐受性。本品作为去甲肾上腺素的良好代用品，用于各种休克和其他低血压状态。

去氧肾上腺素(phenylephrine，新福林)

本品仅激动 α_1 受体，不激动 β 受体。主要特点：①可收缩血管，升高血压，用于抗休克和防治低血压；②反射性兴奋迷走神经而导致心率减慢，用于治疗阵发性室上性心动过速；③激动瞳孔开大肌的 α_1 受体，使瞳孔扩大，作用迅速、短暂，且一般不引起眼压升高和调节麻痹，用于眼底检查。

三、β受体激动剂

异丙肾上腺素(isoprenaline，喘息定)

本药口服无效，气雾吸入或舌下给药吸收快，也可静脉滴注。

【药理作用】

对 β_1、β_2 受体有强大的激动作用，对 α 受体几乎无作用。

1. 兴奋心脏 激动 β_1 受体，使心肌收缩力加强、传导加速、心率加快。对心脏的兴奋作用较肾上腺素强，但较少引起心律失常。

2. 扩张血管 激动 β_2 受体，使骨骼肌动脉扩张，对肾血管及肠系膜血管扩张作用较弱。

3. 扩张支气管 激动 β_2 受体，作用较肾上腺素强。

【临床应用】

1. 支气管哮喘 用于控制支气管哮喘的急性发作，采用舌下或喷雾给药，疗效快而强。因易引起心悸，且有耐受性，近年较少用。

2. 房室传导阻滞 治疗二、三度房室传导阻滞，可舌下给药或静脉滴注给药。

3. 心搏骤停 抢救各种原因引起的心搏骤停。必要时可与肾上腺素、去甲肾上腺素或间羟胺配伍，进行心室内注射。

4. 休克 适用于血容量已补足、心输出量低、外周阻力较高的感染性休克。

【不良反应】

常见不良反应有心悸、头晕。缺氧患者易引起心律失常，剂量过大可引起心动过速和心室纤颤。

【用药指导】

(1) 应密切观察心率变化,当成人心率超过 120 次/分、小儿超过 140 次/分,应减量或停药。

(2) 长期反复用气雾剂可产生耐受性,使疗效下降,此时若盲目加大剂量,可能因严重的心律失常而发生猝死。

(3) 禁用于冠心病、心肌炎、甲状腺功能亢进及糖尿病患者。

多巴酚丁胺(dobutamine)

多巴酚丁胺主要激动 β_1 受体,对 α 受体和 β_2 受体作用弱,静脉滴注用于治疗心脏手术后心输出量低的休克或心肌梗死并发心力衰竭。

【主要考点】

① 肾上腺素抢救心搏骤停时需同时配合哪些措施?

② 肾上腺素抢救过敏性休克的依据是什么?

③ 注射肾上腺素后应观察哪些主要指标?

④ 哪些患者不能应用肾上腺素?

⑤ 多巴胺治疗休克的依据是什么?

⑥ 多巴胺用于抗休克时应观察哪些主要指标?若发现药液漏出血管外该如何处理?

⑦ 如何应用去甲肾上腺素治疗上消化道出血?

⑧ 去甲肾上腺素用于抗休克时如何减少或避免不良反应的发生?

⑨ 异丙肾上腺素用于抗休克时为何要补充血容量?

小 结

肾上腺素受体激动剂分为 α、β 受体激动剂,α 受体激动剂,β 受体激动剂三类。肾上腺素激动 α、β 受体,能使心脏兴奋,骨骼肌血管及冠状动脉扩张,皮肤黏膜及内脏血管收缩,支气管扩张,用于过敏性休克、心搏骤停、支气管哮喘等。去甲肾上腺素主要激动 α 受体,能使血管强烈收缩,用于上消化道出血,偶用于休克。异丙肾上腺素激动 β 受体,使心脏兴奋、血管扩张、支气管扩张,用于休克、心搏骤停、支气管哮喘等。使用本类药物应严格掌握剂量,严密监测患者血压、脉搏、心率等生命体征。

自 测 题

一、名词解释

肾上腺素升压作用的翻转

二、填空题

1. 肾上腺素通过激动＿＿＿＿＿＿＿受体使心脏＿＿＿＿＿＿＿;激动＿＿＿＿＿＿＿受体使骨骼肌血管和冠状动脉＿＿＿＿＿＿＿,支气管平滑肌＿＿＿＿＿＿＿;激动＿＿＿＿＿＿＿受体使皮肤＿＿＿＿＿＿＿、黏膜＿＿＿＿＿＿＿、内脏血管＿＿＿＿＿＿＿。

2. 异丙肾上腺素通过激动＿＿＿＿＿＿＿受体,使心脏＿＿＿＿＿＿＿;激动＿＿＿＿＿＿＿受体使骨骼肌血管和冠状动脉＿＿＿＿＿＿＿,支气管平滑肌＿＿＿＿＿＿＿。

三、选择题

【A1 型题】

1. 肾上腺素是抢救何种休克的首选药?(　　　)

A.神经源性休克　　　　　　B.感染性休克　　　　　　C.心源性休克

D. 过敏性休克　　　　　　　　　　E. 失血性休克

2. 下列有关麻黄碱叙述错误的是(　　)。

A. 用于抢救过敏性休克　　　B. 性质稳定,口服有效　　　C. 防治轻症支气管哮喘

D. 中枢兴奋作用显著　　　　E. 可防治腰麻或硬膜外麻醉所引起的低血压

3. 多巴胺扩张肾和肠系膜血管是由于(　　)。

A. 激动 β_2 受体　　　　　　　B. 激动 M 受体　　　　　　　C. 激动 DA 受体

D. 激动 α 受体　　　　　　　　E. 激动 β_1 受体

4. 漏出血管外易引起组织缺血坏死的药物是(　　)。

A. 间羟胺　　　B. 多巴胺　　　C. 阿托品　　　D. 肾上腺素　　　E. 异丙肾上腺素

5. 少尿或无尿的感染性休克患者宜选用(　　)。

A. 酚妥拉明　　　B. 肾上腺素　　　C. 间羟胺　　　D. 多巴胺　　　E. 异丙肾上腺素

6. 能扩张肾血管、改善肾功能、缓解少尿或无尿的药物是(　　)。

A. 去甲肾上腺素　　　　　　　B. 多巴胺　　　　　　　C. 间羟胺

D. 肾上腺素　　　　　　　　　E. 麻黄碱

7. 关于麻黄碱的叙述,错误的是(　　)。

A. 升压作用温和、缓慢而持久　　B. 加快心率作用强　　　C. 中枢兴奋作用显著

D. 性质稳定,口服有效　　　　　E. 连续用药易产生快速耐受性

8. 应用去甲肾上腺素,错误的是(　　)。

A. 可以皮下注射或肌内注射　　　　　　B. 不能与碱性药物配伍

C. 静脉滴注时药液不能外漏　　　　　　D. 肾功能不良患者慎用或禁用

E. 高血压、器质性心脏病患者禁用

9. 关于间羟胺的叙述,错误的是(　　)。

A. 不易引起心律失常　　　　　　　　　B. 升压作用持久

C. 较少引起急性肾功能衰竭　　　　　　D. 不易产生快速耐受性

E. 应用方便,可静脉滴注,也可肌内注射

【A2 型题】

10. 马某,男,45 岁,因上腹部手术需进行硬膜外麻醉,为防止局麻药吸收中毒,延长局麻时间,常在局麻药液中加入少量(　　)。

A. 去甲肾上腺素　　　　　　　B. 异丙肾上腺素　　　　　　　C. 肾上腺素

D. 麻黄碱　　　　　　　　　　E. 多巴胺

11. 陈某,男,55 岁,间歇性上腹痛 3 年,有嗳气、返酸症状。近 3 天腹痛加剧,突然呕血200 mL。经胃镜检查,确诊为消化性溃疡致上消化道出血。该患者止血治疗宜采用的药物是(　　)。

A. 去甲肾上腺素　　　　　　　B. 异丙肾上腺素　　　　　　　C. 肾上腺素

D. 麻黄碱　　　　　　　　　　E. 多巴胺

12. 丁某,女,23 岁。因外出春游去植物园,出现咳嗽、咳痰伴喘息 1 天入院。诊断为支气管哮喘。控制哮喘症状宜采用的药物是(　　)。

A. 去甲肾上腺素　　　　　　　B. 阿托品　　　　　　　　　　C. 异丙肾上腺素

D. 间羟胺　　　　　　　　　　E. 多巴胺

13. 毕某,男,40 岁。反复出现疲乏、头昏、晕厥,有时感觉心搏骤停。经心电图检查确诊为二度房室传导阻滞。宜采用的药物是(　　)。

A. 去甲肾上腺素　　　　　　　B. 异丙肾上腺素　　　　　　　C. 肾上腺素

D. 间羟胺　　　　　　　　　　E. 多巴胺

Note

【A3 型题】

(14～16 题共用题干)

林某,男,7 岁。因突然腹痛、高热、反复惊厥、嗜睡而急诊入院。查体:体温 40.5 ℃,意识不清,呼吸浅速,血压 80/50 mmHg,皮肤湿冷,口唇及肢端青紫。诊断为休克型中毒性细菌性痢疾。

14. 下列哪种药可解除血管痉挛而用于感染性休克?(　　)

　　A.麻黄碱　　　　B.肾上腺素　　　C.多巴胺　　　　D.间羟胺　　　　E.去甲肾上腺素

15. 静脉滴注多巴胺,若药液漏出血管外,处理措施中错误的是(　　)。

　　A.立即更换注射部位　　　　　　B.局部热敷　　　　　　　　C.局部注射酚妥拉明

　　D.局部注射普鲁卡因　　　　　　E.减少多巴胺用量

16. 使用血管扩张药,必须具备的条件是(　　)。

　　A.补足血容量　　　　　　　　　B.先使用血管收缩药　　　　C.先使用抗菌药物

　　D.心功能正常　　　　　　　　　E.体温恢复正常

【A4 型题】

(17～19 题共用题干)

皮某,男,30 岁,淋雨后突然出现寒战、高热、咳嗽、胸痛、呼吸急促,咳铁锈色痰而入院,诊断为大叶性肺炎。遵医嘱肌内注射青霉素并进行对症治疗,3 min 后患者出现过敏性休克。

17. 首选抢救药是(　　)。

　　A.麻黄素　　　　B.肾上腺素　　　C.多巴胺　　　　D.间羟胺　　　　E.去甲肾上腺素

18. 关于肾上腺素抢救过敏性休克的作用机制的描述中,错误的是(　　)。

　　A.抑制过敏介质释放　　　　　　B.收缩血管、升高血压　　　C.扩张支气管

　　D.扩张肾血管、改善肾功能　　　E.兴奋心脏、增加心输出量

19. 肾上腺素用药注意事项中,错误的是(　　)。

　　A.严密监测患者血压、脉搏、心率等生命体征

　　B.避免皮下注射或肌内注射

　　C.需避光保存,如药液变红色不可再用

　　D.病情严重者应采用静脉注射

　　E.严格掌握剂量,控制给药速度

四、简答题

1. 肾上腺素受体激动剂分哪几类?各类代表药有哪些?

2. 简述肾上腺素、去甲肾上腺素、异丙肾上腺素的作用、用途和用药指导。

3. 为什么肾上腺素是抢救过敏性休克的首选药?

第五节　肾上腺素受体拮抗剂

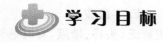 学习目标

掌握酚妥拉明、β 受体拮抗剂的药理作用、临床应用、不良反应。

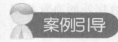

曹某,25岁。近三年来,受寒冷刺激或情绪激动时,双手指即出现苍白,继而发紫伴随刺痛、烧灼感,持续几分钟后转为潮红。诊断:雷诺综合征。经酚妥拉明治疗后症状减轻。

思考题:

1. 酚妥拉明为何能治疗雷诺综合征?

2. 如何防治酚妥拉明引起的直立性低血压?

分析:雷诺综合征又称肢端动脉痉挛症,是由支配周围血管的交感神经功能紊乱引起的肢端小动脉痉挛性疾病。酚妥拉明能扩张血管,减少肢端小动脉的痉挛,加速血液循环。

【引言】

肾上腺素受体拮抗剂又称抗肾上腺素药,根据所阻断的受体不同,可分为α受体拮抗剂与β受体拮抗剂。

一、α受体拮抗剂

酚妥拉明(phentolamine,立其丁)

【药理作用】

能选择性阻断α受体,对β受体几乎无作用。

1. 扩张血管 本药既能阻断α受体,又能直接松弛血管平滑肌,导致血管扩张、血压下降。

2. 兴奋心脏 能增强心肌收缩力,加快心率,增加心输出量。作用机制:①血压降低反射性兴奋心脏;②阻断突触前膜α_2受体,促进去甲肾上腺素能神经末梢释放去甲肾上腺素。

【临床应用】

(1) 外周血管痉挛性疾病:如肢端动脉痉挛症(雷诺综合征)、血栓闭塞性脉管炎等。

(2) 对抗去甲肾上腺素和多巴胺外漏引起的血管收缩。

(3) 抗休克:扩张小动脉与小静脉,增加心输出量,改善微循环,用于感染性休克和心源性休克。应注意补足血容量,以防止血压下降。

(4) 难治性充血性心力衰竭:扩张小动脉与小静脉,降低心脏前后负荷,心输出量增加,有利于纠正心力衰竭。

(5) 鉴别诊断嗜铬细胞瘤及控制其引起的高血压危象。

【不良反应】

1. 心血管反应 可引起心动过速、直立性低血压和心绞痛。

2. 胃肠道反应 可引起恶心、呕吐、腹痛、胃酸分泌增多。

【用药指导】

(1) 静脉给药时要严格控制滴速,严密观察血压、脉搏及心率的变化。

(2) 告知患者注射后应静卧30 min,再慢慢起立,以防发生直立性低血压。一旦引起低血压,应去枕平卧,必要时可用去甲肾上腺素或间羟胺升压,严禁使用肾上腺素。

(3) 冠心病、溃疡病患者慎用。

酚苄明(phenoxybenzamine)

本药为长效α受体拮抗剂,作用与酚妥拉明相似,能扩张血管,降低血压,改善微循环。其

Note

特点是起效慢，作用强而持久（一次给药，作用可维持 3～4 天）。主要用于治疗外周血管痉挛性疾病，也可用于抗休克和治疗嗜铬细胞瘤。不良反应与酚妥拉明相似。

二、β 受体拮抗剂

本类药物品种较多，但基本药理作用相似。主要有普萘洛尔（propranolol，心得安）、噻吗洛尔（timolol）、阿替洛尔（atenolol）、美托洛尔（metoprolol）、吲哚洛尔（pindolol）等，其中以普萘洛尔最为常用。

【药理作用】

1. 心血管系统 阻断心肌 β_1 受体，使心肌收缩力减弱、心率减慢、传导减慢，心输出量减少，心肌耗氧量降低。短期使用 β 受体拮抗剂，因心脏被抑制，反射性兴奋交感神经而引起血管收缩和外周阻力略有增加，肝、肾、骨骼肌和冠状动脉血流量减少。长期使用 β 受体拮抗剂，心输出量明显减少，外周阻力降低，收缩压与舒张均明显下降，其降压机制是多方面综合作用的结果。

2. 抑制肾素释放 拮抗肾小球旁细胞的 β_1 受体而抑制肾素的释放。

3. 收缩支气管 拮抗支气管平滑肌 β_2 受体，使支气管平滑肌收缩。

4. 影响代谢 抑制脂肪和糖原分解。对甲状腺功能亢进患者，不仅能对抗机体对儿茶酚胺的敏感性增高，而且可阻止甲状腺素（T_4）转变为三碘甲状腺原氨酸（T_3），故能有效控制甲状腺功能亢进症（甲亢）症状。

【临床应用】

本类药物临床用于高血压、心绞痛、心律失常、充血性心力衰竭和甲亢。噻吗洛尔还可用于治疗青光眼。

【不良反应】

（1）心血管反应：拮抗心脏 β_1 受体，出现心功能抑制，特别是对于心功能不全、窦性心动过缓和房室传导阻滞的患者可加重病情。

（2）诱发或加重支气管哮喘。

（3）反跳现象：长期应用 β 受体拮抗剂如突然停药，可引起原来病情加重。其机制与受体向上调节有关。

（4）其他：偶见眼-皮肤黏膜综合征，个别患者有幻觉、失眠和抑郁症状。

【用药指导】

（1）本类药物个体差异大，宜从小剂量开始给药，并严密观察用药反应，定期监测患者心率、血压，了解心脏功能状况。

（2）长期用药者不能突然停药，应逐渐减量至停药。

（3）禁用于严重心功能不全、窦性心动过缓、重度房室传导阻滞和支气管哮喘患者。

考点链接

咸某，女，60 岁。高血压病史 15 年，反复住院治疗。此次因充血性心力衰竭入院。遵医嘱给予酚妥拉明静脉注射后，当患者站立时出现头昏、神志模糊、血压下降。给予去甲肾上腺素后血压回升。

分析：酚妥拉明能扩张血管，降低外周血管阻力，增加心输出量，用于治疗心力衰竭。静脉注射酚妥拉明后迅速改变体位会引起直立性低血压。

【主要考点】

静脉注射酚妥拉明后应观察哪些主要指标？如何指导患者变换体位？

小 结

肾上腺素受体拮抗剂可分为α受体拮抗剂与β受体拮抗剂。α受体拮抗剂有酚妥拉明、酚苄明等,可使血管扩张、血压降低,改善微循环,主要用于外周血管痉挛性疾病及休克,主要不良反应为直立性低血压。普萘洛尔为最常用的β受体拮抗剂,能抑制心脏功能,扩张血管,降低血压,临床主要用于高血压、心绞痛、心律失常。长期使用普萘洛尔不宜突然停药,以免引起反跳现象,支气管哮喘患者禁用。

自 测 题

一、填空题

1. 酚妥拉明可阻断_____受体,使血管_____,血压_____,反射性使心率_____。

2. 使用酚妥拉明抗休克时,必须补充_____,以免血容量相对不足而使血压_____。

3. β受体拮抗剂临床用途主要有_____、_____、_____、_____等。

二、选择题

【A1 型题】

1. 下列哪项不是普萘洛尔的临床用途?(　　)

A. 高血压　　　　B. 心绞痛　　　　C. 心律失常　　　D. 支气管哮喘　　E. 甲状腺功能亢进

2. 酚妥拉明的主要用途不包括(　　)。

A. 治疗心力衰竭　　　　　　B. 治疗冠心病　　　　　　　　C. 抗休克

D. 鉴别诊断嗜铬细胞瘤　　　E. 对抗去甲肾上腺素外漏引起的血管收缩

3. 外周血管痉挛性疾病可选用何药治疗?(　　)

A. 肾上腺素　　　　　　　　B. 普萘洛尔　　　　　　　　　C. 异丙肾上腺素

D. 麻黄碱　　　　　　　　　E. 酚妥拉明

4. 下列哪一项不是普萘洛尔的作用?(　　)

A. 降低心脏耗氧量　　　　　B. 抑制心脏功能　　　　　　　C. 收缩支气管

D. 促进脂肪和糖原分解　　　E. 减慢心率

【A2 型题】

5. 李某,男,62 岁,高血压 1 年,医生开普萘洛尔,下列哪一项不是用药时应该注意的事项?(　　)

A. 眼-皮肤黏膜综合征　　　　B. 反跳现象　　　　　　　　　C. 加重支气管哮喘

D. 幻觉、失眠和抑郁症状　　　E. 加重甲亢症状

【A3 型题】

(6～7 题共用题干)

斯某,女,56 岁。因头晕、头痛就医,测血压 165/105 mmHg,有高血压家族史。诊断为原发性高血压。

6. 药物治疗宜选(　　)。

A. 酚妥拉明　　B. 普萘洛尔　　C. 酚苄明　　D. 间羟胺　　E. 多巴胺

7. 使用上述药物降压时的注意事项中错误的是(　　)。

A. 宜从小剂量开始给药　　　　　　　　B. 定期监测心率、血压

C. 了解患者心脏功能状况　　　　　　　D. 长期用药者不能突然停药

E.可用于支气管哮喘患者

【A4 型题】

(8～10 题共用题干)

句某,男,35 岁,反复出现阵发性不稳定性高血压,发作时伴剧烈头痛、心悸、气短、心前区痛、恶心、呕吐等症状。经 B 超和 CT 扫描,确诊为肾上腺髓质嗜铬细胞瘤。

8.控制其高血压危象宜选用(　　)。

A.间羟胺　　　B.多巴胺　　　C.酚妥拉明　　　D.心得安　　　E.肾上腺素

9.下列哪项不是酚妥拉明的不良反应?(　　)

A.心动过速　　　　　　　B.直立性低血压　　　　　　　C.心动过缓

D.恶心、呕吐　　　　　　E.胃酸分泌增多

10.酚妥拉明的用药指导中,错误的是(　　)。

A.注射后应静卧 30 min,再慢慢起立　　　　B.静脉滴注给药时要严格控制滴速

C.严密观察血压、脉搏及心率的变化　　　　D.冠心病、溃疡病患者慎用

E.一旦发生直立性低血压宜用肾上腺素升压

三、简答题

酚妥拉明引起的血压下降为什么不能用肾上腺素纠正?

(孙运刚　焦　莹)

第三章　局部麻醉药和静脉麻醉药

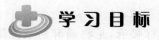

学习目标

掌握局部麻醉药的药理作用、临床应用和不良反应。

案例引导

　　蔡某,男,25岁,因转移性右下腹疼痛7 h入院,经体检及辅助检查,诊断为急性阑尾炎。采用硬膜外麻醉进行手术治疗。局部麻醉药选用2%利多卡因＋1∶200000肾上腺素溶液。

　　思考题:

　　1. 为何局部麻醉药中加入肾上腺素溶液? 局部麻醉药的不良反应有哪些?

　　2. 局部麻醉药的作用和作用机制有哪些?

【引言】

　　在手术中,患者为什么不会感觉到疼痛呢? 当然这是麻醉药的功劳。那么在不同的手术中应如何选择麻醉药? 药物又是如何发挥麻醉作用的?

　　麻醉是指感觉特别是痛觉暂时消失。良好的麻醉效果是进行外科手术的必要条件。麻醉药是指能够引起麻醉的药物。根据作用范围及给药方式的不同,麻醉药可分为局部麻醉药和全身麻醉药。全身麻醉药又分为吸入麻醉药和静脉麻醉药,本章只介绍局部麻醉药和静脉麻醉药。

知识链接

麻醉药的历史故事

　　我国在三国时期就有了麻醉药,华佗的“麻沸散”可以帮助他“打开脑袋,开肠破肚”地做外科手术。它比国外的麻醉药要早1700年,可惜华佗死后“麻沸散”就失传了。

　　19世纪中叶以前,西方外科手术是在没有麻醉药的情况下进行的。那时的患者做外科手术就好像是犯人受残酷的刑罚一样。麻醉药的发明要追溯到18世纪后叶,英国的杰出化学家普利斯特列(Priestley)制造出了氧化亚氮(N_2O),这就是后来成为第一种麻醉药的笑气。1844年,美国29岁的牙科医生韦尔斯(Wells)开始将笑气用于拔牙前的麻醉。

一、局部麻醉药

局部麻醉药简称局麻药,是一类以适当的浓度应用于局部神经末梢或神经元周围的药物,能阻断用药局部神经冲动的产生与传导,在意识清醒的情况下使该局部感觉尤其是痛觉暂时消失。局麻作用消失后,神经功能可完全恢复,同时对各类组织无损伤性影响。

(一) 局麻药给药方法

1. 表面麻醉(黏膜麻醉) 是将穿透力强的局麻药溶液直接喷涂于黏膜表面,使黏膜下神经末梢麻醉,常用于眼、鼻、咽喉、气管、尿道黏膜手术和检查。

2. 浸润麻醉 是将局麻药液注入手术野皮下或其附近组织,使局部神经末梢被药液浸润而麻醉,常用于浅表小手术。

3. 传导麻醉(神经干阻滞麻醉) 是将药液注射到外周神经干附近,使该神经支配的区域产生麻醉,多用于口腔、面部、四肢手术。

4. 蛛网膜下隙(腔)麻醉 简称腰麻,是将局麻药液经腰椎间隙注入蛛网膜下隙,麻醉该部位的脊神经根,常用于下腹部和下肢手术。

5. 硬膜外麻醉(硬脊膜外隙麻醉) 是将局麻药液注入硬脊膜外隙,麻醉通过硬脊膜外隙穿出椎间孔的脊神经根,适用于颈部以下的多种手术(图 3-1)。

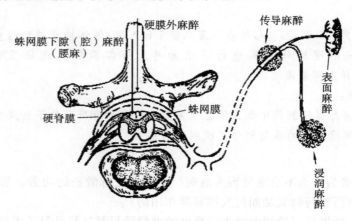

图 3-1 局麻药给药方法示意图

(二) 局麻药作用

1. 局麻作用 局麻药对任何神经冲动的传导都有阻断作用。其作用快慢、强弱与神经纤维的精细、有无髓鞘和药物的浓度有关。一般规律是神经纤维末梢、神经节及中枢神经系统的突触部位对局麻药最为敏感,细神经纤维比粗神经纤维更易被阻断。对无髓鞘的交感、副交感神经节后纤维在低浓度时可显效。对有髓鞘的感觉和运动神经纤维则需高浓度才能产生作用。对混合神经产生作用时,首先消失的是持续性钝痛,其次是短暂性锐痛,继之依次为冷觉、温觉、触觉、压觉消失,最后发生运动麻痹。进行蛛网膜下腔麻醉时,首先阻断自主神经,继而按上述顺序产生麻醉作用。神经冲动传导的恢复则按相反的顺序进行。

局麻药的麻醉作用是通过阻断神经细胞膜的钠通道,抑制 Na^+ 内流,阻止动作电位的产生和传导而产生局麻效应。

2. 吸收作用(全身作用) 局麻药用量过大或误注入血管内可引起全身作用。

(1)中枢神经系统作用:局麻药可透过血脑屏障,普鲁卡因、利多卡因小于中毒量时有镇静、镇痛作用,达到中毒量时对中枢神经系统的作用是先兴奋后抑制,患者表现为兴奋不安、肌束震颤、惊厥、昏迷等。可因呼吸麻痹而死亡,故中毒晚期维持呼吸功能很重要。

(2)心血管系统作用:局麻药对心血管系统有直接抑制作用,表现为心肌收缩力减弱、心率减慢、血管扩张、血压下降,甚至心脏停搏。心血管系统抑制通常较呼吸系统抑制发生晚。

（三）常用局麻药

局麻药按其化学结构可分为酯类和酰胺类两类。它们的作用性质类似，但作用的强弱、维持时间的长短、毒性的大小不同。常用局麻药的比较见表 3-1。

表 3-1　常用局麻药的比较

分类	药物	作用特点	稳定性	穿透性	毒性	主要用途
酯类	普鲁卡因	快、弱、短效	较差	弱	小	除表面麻醉外的各种局麻
	丁卡因	慢、强、长效	较差	强	大	除浸润麻醉外的各种局麻
酰胺类	利多卡因	快、中、中效	良好	强	中	各种局麻（腰麻一般不用）
	布比卡因	强、长效	良好	弱	大	除表面麻醉外的各种局麻及术后止痛

普鲁卡因（procaine，奴佛卡因）

【药理作用和临床应用】

（1）局部麻醉：本药毒性较小，应用广泛，但因黏膜穿透性较弱，不适用于表面麻醉。本药主要用于浸润麻醉、传导麻醉、腰麻和硬膜外麻醉。注射给药后 1～3 min 起作用，维持时间短，在药液中加少量肾上腺素可延长作用时间，但手指、足趾、阴茎等末梢部位局麻时禁加肾上腺素，以免引起局部组织坏死。

（2）局部封闭：用 0.25%～0.5% 的普鲁卡因溶液注射于病灶周围，可使炎症或损伤部位的症状缓解；亦用于去甲肾上腺素、多巴胺及抗恶性肿瘤药药液漏出血管外时的局部封闭治疗。

【不良反应】

（1）毒性反应：用量过大或误入血管时，可出现中枢神经系统和心血管系统毒性反应。

（2）过敏反应：少数患者用药后可发生荨麻疹、哮喘、喉头水肿，甚至休克等过敏反应。使用前应做皮试，皮试阴性者方可使用。

【用药指导】

（1）识别高危患者：用药前应了解患者有无心脏病、高血压、甲状腺功能亢进等；是否用过肾上腺素，有无药物过敏史等。普鲁卡因皮试假阳性率达 40%，临床对有过敏史或过敏体质者应改用酰胺类局麻药。普鲁卡因吸收后在血浆中被假性胆碱酯酶水解，转变为对氨基苯甲酸（PABA）和二乙氨基乙醇，对氨基苯甲酸能对抗磺胺类药物的抗菌作用，故应避免与磺胺类药物同时应用。

（2）注意毒性反应：严密监测呼吸、血压、心率和中枢神经系统反应。若发生惊厥可静注地西泮 2.5～5 mg，发生呼吸抑制时立即吸氧或进行人工呼吸。

（3）预防低血压：行腰麻和硬膜外麻醉时，术前嘱患者排空膀胱后肌内注射麻黄碱、间羟胺，可预防因交感神经传导被阻断引起的血压下降；腰麻术后保持头低脚高仰卧位 12 h，多饮水可减轻头痛。

丁卡因（tetracaine，地卡因，dicaine）

本药局麻作用强（为普鲁卡因的 16 倍），穿透性强，且作用持久。因其对中枢神经和心脏的毒性大（为普鲁卡因的 10 倍），主要用于表面麻醉，也可用于传导麻醉和硬膜外麻醉。禁用于浸润麻醉。

本药吸收迅速，代谢缓慢，易发生毒性反应，要密切观察。误注入血管可致猝死。注意眼表面麻醉后要用眼罩，以防异物入眼。鼻腔或口腔麻醉后吞咽动作未完全恢复前，切忌进食或

Note

饮水,以免误入呼吸道。本药与普鲁卡因有交叉过敏反应。忌与碱性药物混合使用。

利多卡因(lidocaine,赛罗卡因,xylocaine)

本药具有起效快、作用强而持久、穿透性强的特点,可用于多种局部麻醉,故有广谱局麻药之称。但由于本药扩散力快而强,麻醉范围不易控制,一般不用于腰麻,主要用于传导麻醉和硬膜外麻醉,口、咽和气管内表面麻醉。本药有抗心律失常作用,主要用于各种室性快速型心律失常。本药毒性比普鲁卡因大,要密切注意毒性反应。

布比卡因(bupivacaine,丁哌卡因,麻卡因,marcaine)

本药为长效、强效局麻药,但穿透性弱,可用于除表面麻醉外的各种局部麻醉及术后镇痛。心脏毒性较强,且复苏困难,应予以警惕。药品开启后如未用完应立即丢弃。

二、静脉麻醉药

静脉麻醉药是通过静脉给药产生麻醉作用的药物。常用的静脉麻醉药有硫喷妥钠、氯胺酮、丙泊酚、依托咪酯等。

硫喷妥钠(thiopental sodium)

硫喷妥钠为超短时作用的巴比妥类药物。脂溶性高,静脉注射后几秒钟即可进入脑组织,麻醉作用迅速,无兴奋期。但由于此药在体内迅速重新分布,从脑组织转运到肌肉和脂肪等组织,因而作用维持时间短,脑中 $t_{1/2}$ 仅 5 min。硫喷妥钠的镇痛作用差,肌肉松弛不完全,临床主要用于诱导麻醉、基础麻醉和脓肿的切开引流,骨折、脱臼的闭合复位等短时小手术。

硫喷妥钠对呼吸中枢有明显抑制作用,新生儿、婴幼儿易受抑制,故禁用。硫喷妥钠还易诱发喉头和支气管痉挛,故支气管哮喘患者禁用。

氯胺酮(ketamine,凯他敏)

氯胺酮为中枢兴奋性氨基酸递质 NMDA(N-甲基天冬氨酸)受体的特异性拮抗剂,能阻断痛觉冲动向丘脑和皮质区的传导,同对又能兴奋脑干及边缘系统,引起意识模糊、短暂性记忆缺失,可获得较满意的镇痛效应,但意识并未完全消失,常有幻觉、肌张力增加、血压升高症状。此状态又称分离麻醉。

氯胺酮麻醉时对体表镇痛作用明显,内脏镇痛作用差,但诱导迅速,对呼吸影响轻微,对心血管具有明显兴奋作用。氯胺酮麻醉主要用于短时小手术、诊断操作及全麻诱导剂,颅内压及眼压增高者禁用。

丙泊酚(propofol,异丙酚)

丙泊酚对中枢神经有抑制作用,产生良好的镇静、催眠效应,起效快,作用时间短,苏醒迅速,无蓄积作用。本药能抑制咽喉反射,有利于插管,能降低颅内压和眼压,减少脑耗氧量及脑血流量。本药镇痛作用微弱,对循环系统有抑制作用,表现为血压下降,外周血管阻力降低,可作为门诊短时小手术的辅助用药,也可作为全麻诱导、维持及镇静催眠辅助用药。

依托咪酯(etomidate)

依托咪酯为强效、短效的新型静脉麻醉药,静脉注射后 20 s 即可产生麻醉效应,停药后3~5 min苏醒,无明显镇痛、肌松作用。本药可用于诱导麻醉、短时小手术和麻醉维持。本药对呼吸有短暂抑制作用,但较硫喷妥钠轻,对心血管影响小,心率稍快。另外,可出现阵挛性肌肉收缩现象。

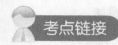 考点链接

1.李某,58 岁,因腰椎间盘突出压迫神经导致疼痛、行走困难,医生决定实行局部封闭,应选用哪种药物?

2.需做下肢手术的患者在实施蛛网膜下隙麻醉时出现血压下降,应如何预防低血压?

分析:①普鲁卡因除了有局麻作用之外,还有局部封闭作用。

②事先应用麻黄碱,可有效防止低血压。

【主要考点】

①局麻时应用肾上腺素、麻黄碱的目的。

②各种局麻药分别禁用或慎用于何种局麻方法?

③常用的静脉麻醉药有哪些?

小 结

局麻药主要通过阻滞 Na^+ 内流而产生局麻作用。在常用局麻药中,普鲁卡因和布比卡因一般不用于表面麻醉,丁卡因一般不用于浸润麻醉,利多卡因有广谱局麻药之称但慎用于腰麻。局麻药液中加入少量的肾上腺素的目的是使血管收缩,而减少局麻药的毒性反应并延长局麻作用时间,行腰麻及硬膜外麻醉时预先肌内注射麻黄碱的目的是预防低血压。局麻药中唯一使用前要做皮肤过敏试验的药是普鲁卡因。

静脉麻醉药使用方法简便,但不易控制麻醉深度,且易抑制呼吸中枢和血管运动中枢。常用的静脉麻醉药有硫喷妥钠、氯胺酮、丙泊酚、依托咪酯等,其中硫喷妥钠作用迅速、短暂,常用于诱导麻醉、基础麻醉和短时小手术。

自 测 题

一、名词解释

1.腰麻 2.硬膜外麻醉

二、填空题

1.有"广谱局麻药"之称的是_____,其除用于局麻外还可用于_____。

2.普鲁卡因除用于局麻外还可用于_____。

3.局麻药的给药方法有_____、_____、_____、_____、_____。

三、选择题

【A1 型题】

1.局麻药的作用机制是(　　)。

A.阻滞 K^+ 外流　　　　　　B.阻滞 Na^+ 内流　　　　　　C.阻滞 Ca^+ 内流

D.阻滞 Cl^- 内流　　　　　　E.阻滞 Na^+ 外流

2.下列药物中给药前需做皮肤过敏试验的是(　　)。

A.普鲁卡因　　B.丁卡因　　　C.利多卡因　　D.布比卡因　　E.肾上腺素

3.为了预防腰麻时引起血压下降,可预先肌内注射(　　)。

A.肾上腺素　　　　　　　B.去甲肾上腺素　　　　　　C.麻黄碱

D.异丙肾上腺素　　　　　E.多巴胺

4. 为减少局麻药的毒性反应并延长局麻作用时间,常在局麻药中加入少量(　　)。

A. 肾上腺素　　　　　　　　　　B. 去甲肾上腺素　　　　　　　　C. 麻黄碱

D. 异丙肾上腺素　　　　　　　　E. 多巴胺

5. 普鲁卡因不宜用于表面麻醉的原因是(　　)。

A. 刺激性大　　　B. 毒性大　　　C. 易过敏　　　D. 扩散力强　　　E. 黏膜穿透力弱

6. 常用于静脉麻醉的巴比妥类药物是(　　)。

A. 苯巴比妥　　　B. 戊巴比妥　　　C. 司可巴比妥　　　D. 硫喷妥钠　　　E. 异戊巴比妥

7. 下列哪一种药物具有分离麻醉的作用?(　　)

A. 硫喷妥钠　　　B. 氯胺酮　　　C. 丙泊酚　　　D. 依托咪酯　　　E. 利多卡因

四、简答题

在局麻药液中加入少量肾上腺素的目的是什么? 应用时要注意什么?

(孙运刚)

第四章 镇静催眠药

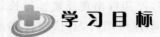
掌握地西泮、巴比妥类药的药理作用、临床应用及不良反应。

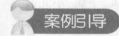 案例引导

> 某男,28 岁,因服用地西泮 600 mg 中毒入院。抢救洗胃、灌肠,4%碳酸氢钠静脉输入,医嘱中给予可拉明 1.25 g,山梗菜碱 15 mg+10%葡萄糖溶液 500 mL 输入,患者因抢救而转危为安。

失眠是指无法入睡或无法保持睡眠状态,导致睡眠不足,又称入睡和维持睡眠障碍(DIMS),因各种原因引起入睡困难、睡眠深度或频度过短、早醒及睡眠时间不足或质量差等,是一种常见病。失眠不仅会给患者带来极大的痛苦和心理负担,还会因为滥用失眠药物而损伤身体。

【引言】

镇静催眠药是一类能够抑制中枢神经系统功能的药物。镇静催眠药因所用剂量的不同而出现不同的药理作用,小剂量使用时可引起安静或嗜睡状态,称为镇静作用;较大剂量使用时可引起近似生理性的睡眠状态,称为催眠作用;大剂量应用时还会产生抗惊厥和抗癫痫作用。使用本类药物可有效改善失眠和焦虑症状,提高患者的生活质量。本类药物长期应用会出现耐受性、依赖性等不良反应,应注意合理用药。

镇静催眠药可分为三类:苯二氮䓬类、巴比妥类及其他类。其中苯二氮䓬类由于作用效果好、安全范围大、不良反应少,目前临床应用最广泛。

第一节 苯二氮䓬类

苯二氮䓬类多为 1,4-苯并二氮䓬的衍生物,临床常用药物有 20 余种。虽然它们结构相似,但不同衍生物之间,抗焦虑、镇静催眠、抗惊厥和肌肉松弛作用则各有侧重,其在镇静催眠方面的应用逐渐取代了巴比妥类药物。现以地西泮为例介绍如下。

地西泮(diazepam,安定,valium)

【体内过程】

口服吸收迅速而完全,经 0.5~1.5 h 达血药浓度峰值。肌内注射,吸收缓慢而不规则,临床上急需发挥疗效时应静脉注射给药。

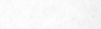

Note

【药理作用及临床应用】

1. 抗焦虑 小剂量地西泮有良好的抗焦虑作用。能显著改善患者恐惧、紧张、焦虑、不安、激动和烦躁等症状，主要用于治疗焦虑症。地西泮的抗焦虑作用选择性高，对各种原因导致的焦虑症均有效，且可产生短暂性记忆缺失，用于麻醉前给药，可缓解患者对手术的恐惧情绪，减少麻醉药用量，增加其安全性，使患者对术中的不良刺激在术后不复记忆。这些作用优于吗啡和氯丙嗪。临床也常在心脏电击复律或内镜检查前静脉注射地西泮。

2. 镇静催眠 随着剂量的增大，地西泮可出现镇静催眠作用。能明显缩短入睡时间，延长睡眠持续时间，减少觉醒次数。与巴比妥类相比，其优点在于：①对快动眼睡眠时相影响较小，产生近似于生理性的睡眠状态，停药后出现反跳性延长较轻；②安全范围大，过量也不引起麻醉；③醒后无明显后遗效应；④连续用药，其依赖性和戒断症状也相对较轻。故苯二氮䓬类药物现在几乎取代了巴比妥类药物在镇静催眠方面的应用，广泛用于失眠症、麻醉前给药。

3. 抗惊厥、抗癫痫 较大剂量的地西泮有抗惊厥作用。临床用于破伤风、子痫、小儿高热惊厥和药物中毒等所致的惊厥。静脉注射用地西泮是目前用于治疗癫痫持续状态的首选药，其他类型的癫痫则以硝西泮和氯硝西泮的疗效为好。

4. 中枢性肌肉松弛作用 动物实验证明本类药物有明显肌肉松弛作用，对人类大脑损伤所致肌肉僵直也有缓解作用。临床上用于缓解脑血管意外、脊髓损伤和腰肌劳损、内镜检查等所致的肌肉痉挛（图 4-1）。

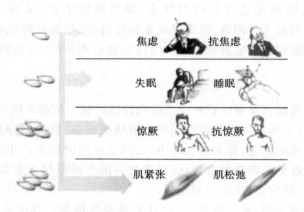

焦虑 抗焦虑

失眠 睡眠

惊厥 抗惊厥

肌紧张 肌松弛

图 4-1 苯二氮䓬类药物的药理作用和临床应用

现在认为本类药物作用机制与药物激活中枢的苯二氮䓬受体（BDZ 受体）、增强 γ-氨基丁酸（GABA）能神经（为中枢抑制性神经）功能有关。

【不良反应】

地西泮安全范围大，毒性较小。治疗量连续用药可出现头昏、嗜睡、乏力等；大剂量偶致共济失调；过量急性中毒可致昏迷和呼吸抑制。可用特效药苯二氮䓬类选择性拮抗剂氟马西尼（flumazenil，安易醒，anexate）抢救和诊断。静脉注射对心血管系统和呼吸系统有抑制作用，故宜稀释后缓慢注射。同时应用吗啡或其他中枢抑制药、乙醇等可显著增强毒性。可透过胎盘屏障和随乳汁分泌，故孕妇和哺乳期妇女忌用。本类药长期使用可产生耐受性，需增加剂量。久服可产生依赖性和成瘾性，停药时出现反跳和戒断症状（失眠、焦虑、激动、震颤等）。常见的苯二氮䓬类药物见表 4-1。

Note

表 4-1 常见苯二氮䓬类药物

分 类	药 物	主 要 用 途
长效类 ($t_{1/2} > 30$ h)	地西泮(diazepam)	用于焦虑症、麻醉前给药、抗惊厥和癫痫持续状态(首选)
中效类 (5 h$< t_{1/2} <$30 h)	氟西泮(flurazepam)	各种失眠或不能耐受其他催眠药的失眠
	硝西泮(nitrazepam,硝基安定)	主治失眠、抗癫痫
	氯硝西泮(clonazepam,利福全)	抗惊厥、抗癫痫,亦可用于焦虑症
	劳拉西泮(lorazepam,罗拉)	主治焦虑症
	阿普唑仑(alprazolam)	主治焦虑症,兼有抗抑郁作用
	艾司唑仑(estazolam,舒乐安定)	主治失眠,抗惊厥,麻醉前给药
短效类 ($t_{1/2} <$5 h)	三唑仑(triazolam)	用于各种失眠、焦虑症及麻醉前给药

第二节 巴 比 妥 类

巴比妥类药物是巴比妥酸的衍生物。巴比妥酸本身并无中枢抑制作用,用不同基团取代 C_5 上的两个氢原子后,可获得一系列中枢抑制药。这些药产生中枢抑制强弱不等的镇静催眠作用。本类药物根据其作用时间的长短分为四类(表 4-2)。

表 4-2 巴比妥类药物的分类

分类	药 物	显效时间/h	作用维持时间/h	主 要 用 途
长效	苯巴比妥(phenobarbital)	0.5~1	6~8	抗惊厥、抗癫痫、镇静催眠
中效	异戊巴比妥(amobarbital)	0.25~0.5	3~6	抗惊厥、镇静催眠
短效	司可巴比妥(secobarbital)	0.25	2~3	抗惊厥、镇静催眠
超短效	硫喷妥钠(thiopental sodium)	立即(iv)	0.25	静脉麻醉

【药理作用和临床应用】

巴比妥类药随剂量的增加,相应表现为镇静、催眠、抗惊厥及抗癫痫、麻醉等作用。大剂量对心血管系统也有抑制作用。10 倍催眠量可引起呼吸中枢麻痹而致死。由于安全性差,易产生依赖性,其应用已日渐减少,目前在临床上主要用于抗惊厥、抗癫痫和麻醉。

1. 镇静催眠 已不作为镇静催眠药常规使用。

2. 抗惊厥和抗癫痫 苯巴比妥有较强的抗惊厥和抗癫痫作用,临床用于癫痫大发作和癫痫持续状态的治疗,也应用于小儿高热、破伤风、子痫、脑膜炎、脑炎及中枢兴奋药引起的惊厥。

3. 麻醉 硫喷妥钠可用静脉麻醉。详见第三章。

【不良反应】

1. 后遗作用 表现为次日晨起头晕、困倦、精神不振等,长效类最易发生。

2. 耐受性 连续服药可产生耐受性,表现为药效递减,可能与中枢神经组织对巴比妥类产生适应性及本类药物诱导肝药酶加速自身代谢有关。

3. 依赖性 患者久用可产生精神依赖性和躯体依赖性。突然停药易发生反跳现象。成瘾后突然停药会出现戒断症状。

4. 急性中毒　一次大剂量(10 倍催眠量)服用巴比妥类或静脉注射过快、过量均可引起急性中毒,严重时可出现昏迷、呼吸抑制、体温降低、血压下降以致休克,重度中毒常常死于呼吸中枢麻痹。由于巴比妥类在治疗量时即有呼吸抑制作用,故呼吸功能不良者禁用。

急性中毒的解救措施:①减少毒物的吸收,口服中毒者应立即洗胃。②加速毒物的排泄,用 10～15 g 硫酸钠导泻(忌用硫酸镁);静脉滴注碳酸氢钠或乳酸钠溶液,碱化血液和尿液,加速其排泄。③对症治疗及支持疗法,必要时可采用给氧、血液透析,主要是维持呼吸和循环功能,注意保暖,预防感染。

第三节　其他镇静催眠药

水合氯醛(chloral hydrate)

本品口服易吸收,治疗量催眠作用强,服用后 15 min 起效,维持 6～8 h,不缩短快动眼睡眠时相,无后遗效应。大剂量有抗惊厥作用,可用于小儿高热、子痫以及破伤风等引起的惊厥。久用可产生耐受性和依赖性,戒断症状较严重,应防止滥用。本品对胃有刺激性,不宜用于胃炎及溃疡病患者。大剂量能抑制心肌收缩,缩短心肌不应期,过量对心、肝、肾实质性脏器有损害,故对严重心、肝、肾疾病患者禁用。一般以 10％溶液口服。

镇静催眠药用药须知

(1) 掌握禁忌证,包括严重心肺功能不全、重症肌无力、青光眼患者,哺乳期妇女、婴幼儿及对本类药物过敏者。从事高空、高速作业者慎用本类药物,以免发生事故。

(2) 严格掌握用药剂量和控制用药时间,告诉患者不宜擅自增减药量。教育家属保护好药物,避免一次大量服用引起中毒。

(3) 防止耐受性和依赖性产生,应交替使用不同种类的镇静催眠药。

考点链接

贾某,女,32 岁。因与丈夫发生争吵后,一气之下服了大量苯巴比妥,患者出现深度昏迷、发绀、呼吸抑制、血压下降、多种反射减弱等症状。

诊断:苯巴比妥中毒。

问题:对患者应采取哪些急救措施?

分析:减少吸收,加速排泄,对症治疗。

【主要考点】

①地西泮有哪些作用和用途?

②地西泮中毒的解救药物是什么?

③巴比妥类药物有哪些不良反应?

④巴比妥类药物急性中毒时应采取哪些急救措施?

⑤苯二氮䓬类为什么取代巴比妥类在镇静催眠方面的应用?

日　小　　结

镇静催眠药包括苯二氮䓬类、巴比妥类和其他类药物,目前最常用的是苯二氮䓬类,三类药物均有镇静、催眠、抗惊厥作用。临床除用于镇静催眠、抗惊厥外，苯二氮䓬类和苯巴比妥还可用于治疗癫痫。镇静催眠药长期使用均可产生不同程度的耐受性和成瘾性，其中以苯二氮䓬类为最轻。除苯二氮䓬类外，大剂量使用均可引起麻醉，急性中毒时往往死于呼吸麻痹。

自 测 题

一、填空题

1. 常用的镇静催眠药包括_____、_____、_____三类。

2. 苯巴比妥主要的临床用途有_____、_____、_____等。

3. 地西泮中毒的特异性解救药是_____。

二、选择题

【A1 型题】

1. 常用于抗惊厥的药物是（   ）。

A. 唑吡坦　　　B. 异戊巴比妥　　C. 司可巴比妥　　D. 地西泮　　　　E. 硫喷妥钠

2. 下列哪项不是苯二氮䓬类的不良反应？（   ）

A. 困倦　　　　B. 嗜睡　　　　　C. 焦虑　　　　　D. 耐受性　　　　E. 依赖性

3. 解救巴比妥类药物中毒用碳酸氢钠的目的是（   ）。

A. 中和毒物　　B. 加速代谢　　　C. 加速排泄　　　D. 直接对抗　　　E. 对症治疗

4. 巴比妥类药物中毒时引起死亡的原因是（   ）。

A. 心脏骤停　　　　　　　B. 肾功能衰竭　　　　　　　　C. 肺炎

D. 呼吸中枢麻痹　　　　　E. 惊厥

【A2 型题】

5. 一患者因与人发生争吵后，一气之下服了大量苯巴比妥，造成苯巴比妥急性中毒。为加速药物排泄应选用下列哪种药物？（   ）

A. 静脉滴注 5％葡萄糖溶液　　　　　　　B. 静脉滴注碳酸氢钠溶液

C. 静脉滴注低分子右旋糖酐　　　　　　　D. 静脉滴注甘露醇

E. 静脉滴注生理盐水

三、简答题

1. 简述地西泮的作用和用途。

2. 简述巴比妥类药物急性中毒的抢救措施。

3. 为什么苯二氮䓬类取代了巴比妥类药物在镇静催眠方面的应用？

（孙运刚）

第五章　抗癫痫药和抗惊厥药

第一节　抗癫痫药

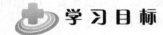

学习目标

掌握抗癫痫药的药理作用、临床应用及不良反应。

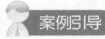

患者,男,13岁,因发作性意识丧失伴四肢抽搐10年来诊,发作有几种形式,患者呈四肢强直-阵挛性发作,或者双手伸开躯干前倾,几秒钟内缓解;病程开始时四肢强直-阵挛性发作较少,一年2~3次,近2年来发作频繁,一个月4~5次。诊断:癫痫,全面强直-阵挛性发作。

【引言】

癫痫是一种中枢神经系统慢性疾病,发病时脑神经元反复发生异常高频放电,并向病灶周围正常组织扩散(图5-1),而出现的暂时性、突发性大脑功能失调综合征。其临床表现为突然发作,意识丧失,跌倒在地,肢体阵挛性抽搐,并伴有异常脑电图(EEG)。

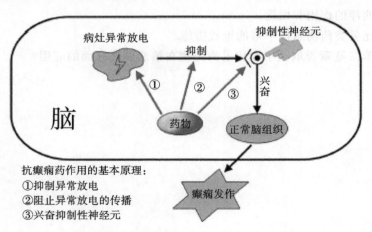

抗癫痫药作用的基本原理:
①抑制异常放电
②阻止异常放电的传播
③兴奋抑制性神经元

图 5-1　癫痫发作与抗癫痫药的基本作用原理

癫痫临床主要类型有以下几种。

1. 大发作(强直-阵挛性发作)　患者意识突然丧失,全身肌肉强直,继而转为阵挛性抽搐,持续数分钟,最后疲劳性昏睡。大发作持续发生,发作期间意识尚未恢复者,称为癫痫持续状态。

2. 小发作(失神发作) 表现为短暂的意识丧失和动作中断(如持物落地、凝视),无抽搐现象,持续几秒或数分钟后恢复正常。多见于 5～14 岁儿童。

3. 精神运动性发作(复杂部分性发作) 表现为阵发性精神失常(如恐惧、忧郁等)并伴有无意识动作(如吵闹、唱歌)。患者无意识丧失和抽搐,发作可持续数分钟或数小时或数天。清醒后对发作情况无记忆。

4. 局限性发作(单纯部分性发作) 表现为一侧面部或肢体肌肉抽搐或感觉异常。患者意识正常。若抽搐发展至对侧,则意识丧失,全身抽搐(如大发作)。

癫痫发作常见症状及急救处理步骤见图 5-2。

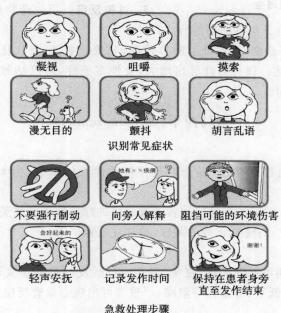

图 5-2 癫痫发作常见症状及急救处理步骤

苯妥英钠(phenytoin sodium)

【药理作用】

可能与抑制 Na^+、Ca^{2+} 内流和增强 GABA 功能,从而抑制病灶神经元放电并抑制放电的扩散有关。

【临床应用】

1. 抗癫痫 为大发作和局限性发作的首选药物。对小发作无效,甚至使病情恶化。对精神运动性发作有效,稀释后静脉注射也可控制癫痫持续状态。

2. 抗外周神经痛 主要用于缓解三叉神经痛,对坐骨神经痛、舌咽神经痛也有一定疗效,可使疼痛减轻,发作次数减少。

3. 抗心律失常 用于治疗室性心律失常,为强心苷中毒所致的室性心律失常首选药。

【不良反应】

1. 胃肠反应 苯妥英钠碱性强(pH=10.4),口服易刺激胃肠道,饭后服用或与牛奶同服可减轻。静脉注射可发生静脉炎,应用生理盐水稀释后注射。不宜肌内注射。

2. 毒性反应 血药浓度达到 20 μg/mL 时可出现毒性反应,表现为共济失调、眼球震颤、

Note

复视、语言障碍等。达到 40 μg/mL 以上时可出现精神失常,甚至昏迷。停药后可消失。使用时必须控制好剂量和静脉注射的速度并观察用药后的反应,有条件最好做血药浓度监测。

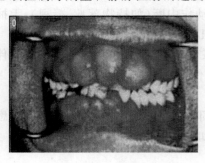

图 5-3 牙龈增生

3. 牙龈增生 长期使用能刺激牙龈的结缔组织分解减弱而增生(图 5-3),多见于儿童及青少年。停药 3~6 个月可自行消退。故应嘱咐患者注意口腔卫生,按摩齿龈。

4. 血液系统 长期服用因抑制二氢叶酸还原酶,导致巨幼红细胞性贫血,可用甲酰四氢叶酸治疗。偶见粒细胞、血小板减少或再生障碍性贫血,应勤查血常规。

5. 过敏反应 可见药物热、皮疹,偶见剥脱性皮炎,一旦出现应停药并给予免疫抑制剂治疗。

6. 其他 能诱导肝药酶,加速维生素 D 代谢,导致低血钙、骨软化症、儿童发生佝偻病样改变,可用维生素 D 预防。偶有男性乳房增大,女性多毛症,淋巴结肿大,肝损害。妊娠早期用药可致畸胎,孕妇禁用。

卡马西平(carbamazepine)

【临床应用】

1. 抗癫痫 用于精神运动性、混合性及伴精神症状的癫痫,为大发作和局限性发作首选药。

2. 抗外周神经痛 对三叉神经痛和舌咽神经痛的疗效优于苯妥英钠。

3. 抗躁狂、抑郁症 对锂盐无效的躁狂、抑郁症有效。

【不良反应】

不良反应较多,早期可出现头昏、眩晕、恶心、呕吐、皮疹和共济失调,1 周左右逐渐消失。大剂量可致甲状腺功能低下、房室传导阻滞,严重者可出现心血管反应、骨髓抑制和肝损害。

苯巴比妥(phenobarbital)

【临床应用】

对大发作、癫痫持续状态效果好,对精神运动性发作有效,对小发作效果差。因其中枢抑制作用明显,很少作为首选药。癫痫持续状态可先用地西泮控制症状,再用苯巴比妥维持。

乙琥胺(ethosuximide)

【临床应用】

对小发作有效,是治疗小发作的首选药,对其他类型癫痫无效。

【不良反应】

用药期间可出现眩晕、胃肠道反应、共济失调等不良反应,偶见粒细胞减少、血小板减少。严重时可发生再生障碍性贫血。

地西泮(diazepam,安定)

地西泮是治疗癫痫持续状态的首选药,静脉注射显效快,且较其他药物安全,在癫痫持续状态的急性期与劳拉西泮合用效果更好。

抗癫痫药的用药原则

1. 药物选择 正确选择药物对治疗癫痫十分重要,若临床治疗中选错药物不但于治疗无益,反可加重原有疾病,药物选择的重要原则是必须根据癫痫发作类型、患者具体情况和药物不良反应制订给药方案。开始只选择一种药物,无效或疗效不佳或不良反应较大时,合并用药或换用他药。

抗癫痫药的选择如表5-1所示。

表 5-1　抗癫痫药的选择

癫痫类型	药物选择
大发作、局限性发作	苯妥英钠、苯巴比妥、丙戊酸钠、卡马西平
失神小发作	乙琥胺、丙戊酸钠、氯硝西泮、硝西泮
精神运动性发作	卡马西平、苯妥英钠、丙戊酸钠、苯巴比妥
癫痫持续状态	地西泮、苯巴比妥、苯妥英钠
混合性发作	丙戊酸钠

2. 药物剂量 抗癫痫药有效剂量个体差异性较大,使用剂量应从小剂量开始,逐渐增加,直至发作控制满意且不良反应出现较轻。抗癫痫药需经数日(3～5日)才能达到稳态血药浓度出现较佳疗效,故一般1周调整1次剂量为宜。

3. 用药方法 每日剂量分次服用,对于只在夜间发作的患者,可在睡前顿服,或晚餐后和睡前分2次服。药物合用应调整剂量,并达最佳疗效。

4. 停药或换药 停药是在特殊情况下采取的一种方法,当无效、疗效较差、患者无法耐受、其毒性反应较大、诊断有误或转为混合性癫痫时则必须停药或换药,其原则是一定要在逐渐减少原用药物剂量的同时添加换用药物(从小剂量开始),严禁突然停药或突然换药,否则可诱发或加重癫痫发作,发生癫痫持续状态。大发作减药过程需至少一年来完成,小作则需6个月完成。

5. 长期用药 抗癫痫药无根治效果,必须坚持长期用药才能减少复发,即使症状完全控制后也需至少维持3～4年才能逐渐于1～2年内撤除药物。

6. 用药注意事项 在用药期间应定期做神经系统、血常规、肝肾功能检测,以便及时发现中毒情况采取相应措施。孕妇服药有潜在的致畸可能,应高度警惕。凡肝肾功能低下者,应选择对肝肾功能影响或损害较轻的药物,并应减轻用药,严密观察患者肝肾功能变化。

第二节　抗惊厥药

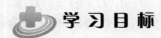 学习目标

掌握抗惊厥药的药理作用、临床应用及不良反应。

案例引导

马某,新生儿,刚出生 4 日,在出生后的第 2 日出现四肢阵挛的间断性抽搐,且有口周青紫现象,约 1 min 后自行缓解,后 2 日连续复发。患儿会有呕吐奶汁的症状,但并无发烧。诊断:新生儿惊厥。

【引言】

惊厥是中枢神经系统过度兴奋的一种症状,表现为全身骨骼肌不协调地强烈收缩。临床常见小儿高热、破伤风、癫痫大发作、子痫和中枢兴奋药中毒引起的惊厥发生。常用抗惊厥药包括硫酸镁、巴比妥类、苯二氮䓬类以及水合氯醛等。

硫酸镁(magnesium sulfate)

【药理作用】

硫酸镁口服很少吸收,有泻下和利胆作用,注射给药可产生下列作用。

1. 抗惊厥　神经化学递质的分泌和骨骼肌收缩均需 Ca^{2+} 参与。Mg^{2+} 可以特异性地拮抗 Ca^{2+} 的作用,从而抑制神经递质的分泌和骨骼肌的收缩,使中枢神经系统的感觉和意识暂时消失,骨骼肌松弛,以缓解惊厥。

2. 降血压　血中 Mg^{2+} 浓度过高时,可抑制血管平滑肌,使全身小血管扩张,血压下降。

【临床应用】

1. 惊厥　临床注射给药可用于各种惊厥,尤其对子痫、破伤风等引起的惊厥有良好效果。

2. 高血压危象　可用于妊娠期高血压及高血压危象的抢救。

知识链接

子　痫

子痫是指孕妇妊娠晚期或临产时或新产后,眩晕头痛,突然昏迷,两目上视,手足抽搐,全身强直,少顷即醒,醒后复发,甚至昏迷不醒的疾病,又称"妊娠痫证"。

子痫抢救措施如下。

了解病情及用药情况,测量神志、血压、脉搏、呼吸、体温、瞳孔大小、对光反射、腱反射、病理反射,查宫高、胎心、宫缩情况、胎儿情况;查血尿常规、肝肾功能、电解质,记出入量。

使用药物如下表。

使用药物	用 药 方 法
硫酸镁	如院外未用药 • 25%硫酸镁 16 mL(4 g)＋5%GS 20 mL,静脉推注>5 min • 25%硫酸镁 20 mL(5 g)＋2%普鲁卡因 2 mL,深部肌注(20 min 后仍抽搐者可加用) • 25%硫酸镁 30 mL(7.5 g)＋5%GS 500 mL,静脉点滴 2 g/h • 监测反射、呼吸、尿量,备好 10%葡萄糖酸钙拮抗镁中毒 如院外已用硫酸镁静脉推注或肌内注射 • 25%硫酸镁 30 mL(7.5 g)＋5%葡萄糖 500 mL,静脉滴注 1.5～2 g/h

续表

使用药物	用药方法
其他药物治疗	平均动脉压≥128 mmHg或舒张压≥100 mmHg,予抗高血压药
	安定10 mg静脉滴注(速度>5 min)或肌内注射
	• 冬眠一号1/3量入壶 • 地塞米拉10 mg入壶
	降低颅内压用20%甘露醇250 mL,如心肾功能不好,则用呋塞米20~40 mg,可6 h后重复
	防感染

患者取左侧卧位,吸氧、吸氮,防声光刺激,防坠床,上开口器防唇舌咬伤。

【不良反应】

药物过量引起呼吸抑制、血压骤降乃至死亡。应静脉缓慢注射氯化钙紧急抢救。静脉滴注时应稀释成1%浓度,直至惊厥停止。

考点链接

患儿,女,3岁,近来经常在玩耍中突然停顿,两眼直视、面无表情,几秒钟即止,每天发作几十次,医生怀疑是癫痫失神发作,可考虑首选的药物是什么?

分析:可考虑乙琥胺作为首选药物,癫痫小发作首选药物是乙琥胺。

【主要考点】

①常用抗癫痫药药名。

②抗癫痫药物的选择。

③常用抗癫痫药的不良反应及用药注意事项。

④硫酸镁的作用、用途及中毒后的抢救。

小 结

临床治疗癫痫应根据癫痫发作类型进行选药。药物剂量应因人而异,严禁突然停药或换药,长期用药应注意做神经系统、血常规、肝肾功能检测以免中毒发生。孕妇用药有潜在的致畸作用,故禁用。硫酸镁具有抗惊厥、利胆、导泻及降压作用,临床注射用于各种原因引起的惊厥以及高血压危象,口服给药则用于导泻、利胆,注射给药应控制剂量、速度,并检测患者腱反射,一旦发生中毒应缓慢注射氯化钙或葡萄糖酸钙进行抢救。

自 测 题

一、名词解释

1.癫痫 2.惊厥

二、填空题

苯妥英钠的作用有_____、_____、_____,该药是治疗癫痫和_____的首选药。

该药的主要不良反应有_____、_____、_____等。

三、选择题

【A1 型题】

1. 下列哪项不属于苯妥英钠的不良反应?(　　)
A. 高钙血症　　　　　　　　　B. 齿龈增生　　　　　　　　　C. 粒细胞缺乏
D. 共济失调　　　　　　　　　E. 偶致畸胎

2. 治疗癫痫大、小发作及精神运动性发作有效的药物是(　　)。
A. 苯巴比妥　　　　　　　　　B. 丙戊酸钠　　　　　　　　　C. 苯妥英钠
D. 乙琥胺　　　　　　　　　　E. 卡马西平

3. 治疗三叉神经痛和舌咽神经痛的首选药物是(　　)。
A. 卡马西平　　　　　　　　　B. 阿司匹林　　　　　　　　　C. 苯巴比妥
D. 丙戊酸钠　　　　　　　　　E. 乙琥胺

4. 下列哪种药物治疗癫痫大发作是无效的?(　　)
A. 丙戊酸钠　　B. 苯妥英钠　　C. 乙琥胺　　D. 卡马西平　　E. 扑米酮

5. 卡马西平对下列哪种癫痫发作有良效?(　　)
A. 精神运动性发作　　　　　　B. 大发作　　　　　　　　　　C. 小发作
D. 局限性发作　　　　　　　　E. 以上均不是

【A2 型题】

6. 谭某,男,40 岁,5 年前曾患流行性乙型脑炎,近 2 个月来经常出现虚幻感,诊断为精神运动性癫痫,可选用下列哪种药物治疗?(　　)
A. 氯丙嗪　　B. 卡马西平　　C. 丙咪嗪　　D. 碳酸锂　　E. 普萘洛尔

7. 许某,男,60 岁,坐骨神经痛,原应用针灸或阿司匹林可以缓解,本次发作疼痛难忍,上述治疗无效时,应选用哪种药物治疗?(　　)
A. 乙琥胺　　B. 卡马西平　　C. 氟哌啶醇　　D. 氯丙嗪　　E. 奥沙西泮

【A3 型题】

(8～10 题共用题干)

谢某,男,27 岁,2 年来时有发作性神志丧失,四肢抽搐,当日凌晨发作后意识一直未恢复,来院后又有一次四肢抽搐发作。

8. 该患者所患病情属于(　　)。
A. 强直性大发作　　　　　　　B. 肌阵挛性发作　　　　　　　C. 癫痫持续状态
D. 癫痫强直-阵挛性发作　　　E. 单纯部分性发作继全面发作

9. 此种情况下,首选治疗药物是(　　)。
A. 副醛灌肠　　　　　　　　　B. 地西泮静脉注射　　　　　　C. 水合氯醛灌肠
D. 苯妥英钠肌内注射　　　　　E. 二苯巴比妥钠肌内注射

10. 发作控制后,应首选何种药物维持治疗?(　　)
A. 乙琥胺　　B. 地西泮　　C. 卡马西平　　D. 苯妥英钠　　E. 丙戊酸钠

【A4 型题】

(11～12 题共用题干)

丁某,男,3 岁,发热 10 h,体温 39.5 ℃,来医院就诊时,突然出现双手紧握,两眼凝视,呼之不应,持续 3 min。查体:神志清楚,精神萎靡,颈软无抵抗。

11. 该患儿首先应考虑是(　　)。
A. 化脓性脑膜炎　　　　　　　B. 中毒性脑病　　　　　　　　C. 癫痫发作
D. 抽动症　　　　　　　　　　E. 高热惊厥

12. 治疗该患儿的首选药物是（   ）。

A.地西泮　　　B.苯妥英钠　　　C.硝西泮　　　D.丙戊酸钠　　　E.卡马西平

四、简答题

1. 简述抗癫痫药应如何选择。

2. 试述苯妥英钠的药理作用及主要不良反应。

（黄燕娟）

第六章　抗抑郁症药

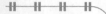

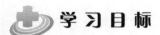

学习目标

掌握抗抑郁症药的药理作用、临床应用及不良反应。

案例引导

　　患者，男，66岁，退休工人，近来出现情绪低落、思维迟缓、意志活动减退、睡眠障碍、常闭门独居、疏远亲友、回避社交，偶有自杀念头。诊断为抑郁症。

【引言】

　　抑郁症是躁狂抑郁症的一种发作形式，以情绪低落、思维迟钝以及言语动作减少、迟缓为典型症状，常自责自罪，甚至企图自杀。其病因可能与脑内单胺类功能失衡有关，5-HT 缺乏是躁狂抑郁症的共同生化基础，在此基础上，NA 功能亢进为躁狂，NA 功能不足则为抑郁。

　　抑郁症的症状与预防见图 6-1。

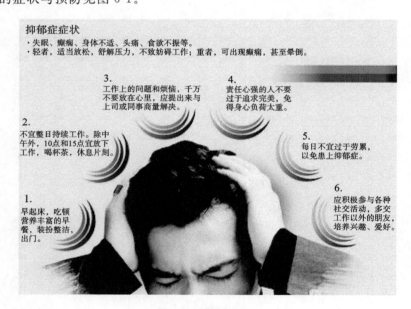

图 6-1　预防抑郁症

　　抑郁症以情绪（心境）低落为主要特征，至少伴有下列 9 项中的 4 项症状，病程持续至少 2 周，社会功能受损或给本人造成痛苦或不良后果。

　　（1）对日常活动丧失兴趣、无愉快感。

　　（2）精力明显减退，无原因的持续疲劳。

　　（3）精神运动性迟滞或激越。

（4）自我评价过低或自责，或有内疚感，可达妄想程度。

（5）联想困难，或自觉思考能力显著下降。

（6）反复出现想死的念头，或有自杀行为。

（7）失眠或早醒或睡眠过多。

（8）食欲不振或食欲减退，体重明显下降；或食欲增加，体重明显增加。

（9）性欲明显减退。

抗抑郁症药是主要用于治疗情绪低落、抑郁消极的一类药物。目前临床使用的抗抑郁症药主要是三环类，包括丙咪嗪（米帕明）、地昔帕明、阿米替林、多塞平等。

丙咪嗪（imipramine，米帕明）

【药理作用】

1. 中枢神经系统　正常人口服后，出现困倦、头晕、口干、视物模糊及血压稍降等，若连续用药数天，以上症状加重，并出现注意力不集中，思维能力下降。相反，抑郁症患者连续服药后，情绪提高，精神振奋，出现明显抗抑郁作用。但丙咪嗪起效缓慢，连续用药2～3周后才见效，故不作为应急药物应用。

2. 自主神经系统　治疗量丙咪嗪能阻断M胆碱受体，引起阿托品样作用。

3. 心血管系统　丙咪嗪能降低血压，抑制多种心血管反射，易致心律失常，这与它抑制心肌中NA再摄取有关。此外还可以引起直立性低血压及心动过速（表6-1）。

【临床应用】

本药主要用于各种原因引起的抑郁症的治疗，对精神分裂症的抑郁状态也有一定疗效。对小儿遗尿症有效，这可能与其影响睡眠时相有关。

【不良反应】

本药的不良反应主要是抗胆碱和对心血管作用引起的口干、便秘、散瞳、眼压升高、尿潴留、心悸、直立性低血压、心律失常等。本药禁用于前列腺肥大患者和青光眼患者，心血管病患者慎用。

表6-1　三环类抗抑郁症药药理作用比较

药物	$t_{1/2}/h$	抑制单胺类递质重摄取		镇静作用	抗胆碱作用
		5-HT	NA		
丙咪嗪	9～24	＋＋	＋＋	＋＋	＋＋
地昔帕明	14～76	0	＋＋＋	＋	＋
阿米替林	17～40	＋＋＋	＋	＋＋＋	＋＋＋
多塞平	8～24	弱	弱	＋＋＋	＋＋＋

对于严重抑郁症患者，特别是反复发作的患者，要得到满意的疗效，需要服用抗抑郁症药和心理治疗同时进行。常用的心理治疗方法包括支持性心理治疗、认知行为治疗、人际关系治疗、婚姻和家庭治疗、精神动力学治疗等，其中认知行为治疗对抑郁发作的疗效已经得到公认。有严重自杀企图的患者及使用抗抑郁症药治疗无效的患者可采用改良电抽搐治疗（MECT）。电抽搐治疗后仍需用药物维持治疗。近年来又出现了一种新的物理治疗手段——重复经颅磁刺激（rTMS）治疗，主要适用于轻、中度的抑郁发作。

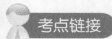 考点链接

患者，男，70岁，患高血压。一直用胍乙啶50 mg/d维持治疗，因妻子亡故受刺激得了抑

郁症，给丙咪嗪 50 mg/d 治疗，结果血压明显升高，最可能的原因是什么？

分析：最可能的原因是丙咪嗪具有对抗胍乙啶的作用。

【主要考点】

①抗抑郁症药的常用药及作用特点。

②丙咪嗪的药理作用、临床应用及不良反应。

小　结

抑郁症药是用于治疗情绪低落、抑郁消极的一类药物。目前临床常用药物包括丙咪嗪（米帕明）、地昔帕明等。丙咪嗪主要用于各种原因引起的抑郁症治疗，对精神分裂症的抑郁状态也有一定疗效。

自 测 题

一、名词解释

抑郁症

二、填空题

治疗抑郁症可选用_____和_____等。

三、选择题

【A1 型题】

1. 适用于各型抑郁症的治疗的药物是（　　）。

A.氯丙嗪　　　　B.氯氮平　　　　C.丙咪嗪　　　　D.碳酸锂　　　　E.氟哌啶醇

2. 丙咪嗪的药理作用是（　　）。

A.抗抑郁作用　B.抗焦虑　　　C.抗精神病　　　D.抗躁狂　　　E.镇吐

【A2 型题】

3. 张某，女，23 岁，诊断为抑郁症，药物治疗 1 周后没有效果。请问抗抑郁症药起效时间是（　　）。

A.4 天　　　　　B.8 天　　　　　C.12 天　　　　　D.16 天　　　　　E.20 天

三、简答题

丙咪嗪的主要临床用途及不良反应有哪些？

（黄燕娟　魏友利）

第七章　治疗中枢神经系统退行性疾病药

【引言】

中枢神经系统退行性疾病是指一组由慢性进行性中枢神经系统退行性变性而产生的疾病的总称,主要包括帕金森病(PD)、阿尔茨海默病(AD)、亨廷顿病(HD)、肌萎缩侧索硬化症(ALS)。帕金森病和阿尔茨海默病主要发生于老年人。本组疾病危害程度仅次于心血管疾病和癌症,是严重影响人类健康和生活质量的第三位因素。

第一节　抗帕金森病药

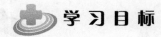 学习目标

了解帕金森病发生的机制,了解抗帕金森病药的分类及代表药物。

案例引导

> 梁某,男,69岁。四肢静止性震颤、僵直;右侧肢体肌肉萎缩,肌强直;口水不能自主下咽,流涎且沉默不语;"面具脸";以碎步、前冲动作行走,身体向前弯曲,走路、转颈和转身动作特别缓慢、困难;行走时上肢协同摆动动作消失,步幅缩短。诊断:帕金森病。

帕金森病患者的典型症状见图 7-1,其病理机制见图 7-2。

一、拟多巴胺类药

(一) 多巴胺的前体药——左旋多巴(l-dopa)

【药理作用及临床应用】

1. 抗帕金森病　PD 患者的黑质多巴胺神经元退变,酪氨酸羟化酶减少,l-dopa 极度减少,l-dopa 转化为多巴胺的能力仍存在,l-dopa 在脑内转变为多巴胺,补充纹状体中多巴胺的不足,因而具有抗帕金森病的疗效。本药用于治疗各种类型的 PD 患者,先改善肌肉强直和运动迟缓,后改善肌肉震颤。但对抗精神病药引起的帕金森综合征无效。

2. 治疗肝昏迷(肝性脑病)　左旋多巴能在脑内转变为去甲肾上腺素,使正常神经活动得以恢复,患者可由昏迷转为苏醒。

【不良反应】

左旋多巴的不良反应较多,因其在外周转变为多巴胺所致。

Note

69

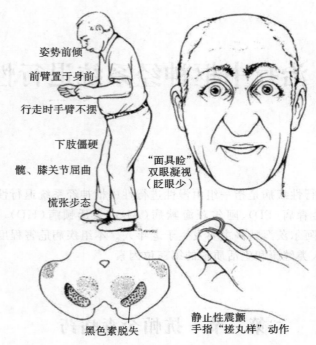

姿势前倾

前臂置于身前

行走时手臂不摆

下肢僵硬

髋、膝关节屈曲

慌张步态

"面具脸"
双眼凝视
(眨眼少)

黑色素脱失

静止性震颤
手指"搓丸样"动作

图 7-1　帕金森病患者的典型症状

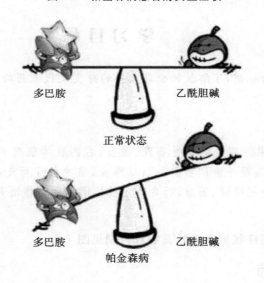

多巴胺　　　　　乙酰胆碱

正常状态

多巴胺　　　　　乙酰胆碱

帕金森病

图 7-2　帕金森病的病理机制

1. 早期反应

(1) 胃肠道反应:恶心、呕吐、食欲减退等,饭后服药可减轻上述症状。

(2) 心血管反应:治疗初期约30%患者出现轻度直立性低血压;个别患者出现心律失常。可用β受体拮抗剂治疗。

2. 长期反应

(1) 运动过多症:是异常动作舞蹈症的总称,也称为运动障碍,由于服用大量 l-dopa 后,多巴胺受体过度兴奋,患者出现手、足、躯体和舌的不自主运动。使用多巴胺受体拮抗剂左旋千金藤啶碱可减轻。

(2) 症状波动:"开-关反应",表现为突然多动、不安(开),而后又出现全身性或肌强直性运动不能(关),严重妨碍患者的正常活动,此时应适当减少用量。

Note

（3）精神症状：有逼真的梦幻、幻想、幻视等，也有抑郁症等精神病症状。可用非经典安定药（如氯氮平）治疗。

【药物相互作用】

（1）维生素 B_6 是多巴脱羧酶的辅基，可增强左旋多巴的外周副作用，应避免合用。

（2）抗精神病药能引起帕金森综合征，又能阻断中枢多巴胺受体，所以能对抗左旋多巴的作用，应避免合用。

（二）左旋多巴增效药——卡比多巴

为减少左旋多巴治疗中的副作用及减少左旋多巴用量，且重型帕金森病患者因纹状体内多巴胺脱羧酶明显减少，左旋多巴不能充分脱羧成多巴胺，故疗效差。为解决上述问题，将卡比多巴与左旋多巴按 1∶10 的剂量合用。卡比多巴为左旋多巴增效药，其目的是抑制左旋多巴外周脱羧作用，加强多巴胺受体的激动作用，促进多巴胺的释放。

（三）多巴胺受体激动剂——溴隐亭

多巴胺受体激动剂可直接激动垂体 DA 受体，减轻帕金森病患者的运动不能、僵直和震颤，主要用于对左旋多巴有禁忌、不能耐受或疗效不佳者。

（四）促多巴胺释放药——金刚烷胺

促多巴胺释放药可能增加 DA 的释放，阻止其再摄取，还有直接激动 DA 受体和较弱的抗胆碱作用。本药见效快，持续时间短，疗效较左旋多巴弱，但优于胆碱受体拮抗剂。

二、胆碱受体拮抗剂

苯海索（安坦）

阻断中枢胆碱受体，抑制黑质-纹状体通路中 ACh 的作用，抗震颤效果好，但改善僵直与动作迟缓较差；其疗效不如左旋多巴，临床上主要用于早期轻症患者、不能耐受左旋多巴或禁用左旋多巴的患者。

第二节 抗阿尔茨海默病药

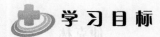

学习目标

了解阿尔茨海默病发生的机制，了解抗阿尔茨海默病药的分类及代表药物。

案例引导

徐某，女，64 岁，3 年前丈夫病故。此后家人经常发现她独自落泪，生活起居需要处处提醒。近半年来，她外出经常找不到回家的路，都是好心的邻居把她送回家的。家人发现她有一个奇怪的嗜好：爱把街上的废纸破布捡回家，晚上不肯睡觉，理解能力低下。家人带她到医院求医。医生结合她的病症及 CT 检查结果，诊断为阿尔茨海默病（AD）。住院治疗 2 周后，患者精神上的病症基本消失，思维较敏捷，生活基本能自理。

Note

阿尔茨海默病即老年痴呆,其症状见图 7-3,其预防办法见图 7-4。

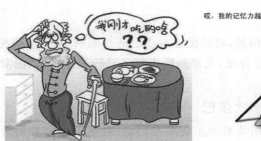

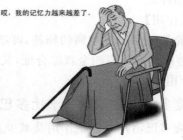

图 7-3 阿尔茨海默病的症状

生活中注意五点可预防阿尔茨海默病

9月21日是世界阿尔茨海默病日

● **均衡饮食**
　　均衡摄取蛋白质、食物纤维、维生素和矿物质。低盐、低动物性脂肪、低糖饮食,能降低血脂,减少血管性。

● **活动锻炼**
　　锻炼和劳动能使血液循环加快,大脑细胞活力增强。活动手指,如经常写字、绘画、手工编织、转动健身球、弹奏乐器等,能直接刺激脑细胞,防止脑退化。

● **勤动脑**
　　退休后应该安排一定时间看书、学习、写文章,让头脑得到活动机会,保持大脑的灵活性。广交朋友,关心他人。信息多、活动多,会使自己感到年轻。

● **劳逸结合**
　　避免过度操劳和精神紧张,充分休息,保持情绪稳定,积极乐观。避免睡得过久,血流过缓,增加冠状动脉和脑梗死的危险。

● **治疗原发病**
　　控制动脉硬化、心脏病、高血压和肥胖等病。早发现、早治疗。避免过度喝酒、抽烟。

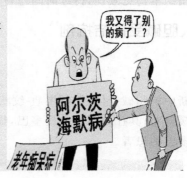

图 7-4 阿尔茨海默病的预防办法

一、胆碱能增强药

(一)胆碱酯酶抑制药

他克林

【药理作用与临床应用】

他克林属第一代可逆性胆碱酯酶抑制药。通过抑制 AChE 而增加 ACh 含量。改善由药物、缺氧、老化等引起的学习记忆能力降低,为目前治疗 AD 最有效的药。临床多与卵磷脂合用治疗 AD,可延缓病程 6~12 个月,提高患者的认知能力和自理能力。

【不良反应】

最常见的是肝毒性,是患者中止治疗的主要原因。

加兰他敏

加兰他敏属第二代胆碱酯酶抑制药。用于治疗轻、中度 AD。疗效与他克林相当,但无肝毒性。本品可能成为 AD 治疗的首选药。主要不良反应表现为治疗早期（2～3 周）患者可有胃肠道反应，稍后即消失。

（二）M 受体激动剂

占诺美林

占诺美林可明显改善 AD 患者的认知功能和行为能力，但口服大剂量易引起胃肠和心血管方面的不良反应，现拟皮肤给药。

二、大脑功能恢复药

吡拉西坦（脑复康）

本品具有激活、保护和修复神经细胞的作用，改善学习能力，推迟缺氧性记忆障碍的形成，提高大脑对葡萄糖的利用率和能量储备，改善大脑功能。临床上能显著改善轻、中度 AD 患者的认知能力，但对重度患者无效。吡拉西坦也可用于治疗脑外伤所致记忆障碍，对于衰老、脑血管意外、一氧化氮中毒等原因所致的记忆、思维障碍及中风、偏瘫等均有一定的疗效，无明显毒副作用。

考点链接

张某，男，73 岁，呆滞，不识熟人，外出不知归家。做事常丢三落四，刚做的事就忘记，分不清时间，有时夜间活动认为是白天；不知季节，不能根据冷暖及时更换衣服；不知所在的地方是何处，有时身在家中却吵着要回家，或走出家门找不到回家的路。上述症状已迁延 2 年，病情呈缓慢加重过程。使用他克林治疗一段时间后，症状好转。

分析：AD 的主要病因是胆碱能不足，他克林为可逆性胆碱酯酶抑制药，通过抑制 AChE 而增加 ACh 含量，使 ACh 的功能增强。

【主要考点】
①抗帕金森病药物的分类，以及代表药物。
②左旋多巴的药理作用和不良反应。
③左旋多巴的应用注意事项，以及常与卡比多巴合用的原因。
④"开-关反应"。

小 结

抗帕金森病药可分为拟多巴胺类药和胆碱受体拮抗剂两类。前者代表药有左旋多巴、卡比多巴、溴隐亭、金刚烷胺等，后者代表药有苯海索等。治疗阿尔茨海默病药以改善临床症状为主，可分为胆碱能增强药及大脑功能恢复药两类。

自 测 题

一、填空题

1. 抗帕金森病药主要有_____和_____两类。
2. 左旋多巴进入脑内可生成_____治疗帕金森病。与卡比多巴合用，可抑制左旋多巴_____作用，加强_____的激动作用及促进_____的释放。

Note

二、选择题

【A1 型题】

1. 左旋多巴除了用于抗帕金森病外,还可用于(　　)。

A. 脑膜炎后遗症　　　　　　　B. 乙型肝炎　　　　　　　C. 肝昏迷

D. 心血管疾病　　　　　　　　E. 失眠

2. 苯海索治疗帕金森病的作用机制主要是(　　)。

A. 激动黑质-纹状体通路的多巴胺受体　　　　B. 抑制外周左旋多巴脱羧转变为多巴胺

C. 促进中枢释放多巴胺　　　　　　　　　　D. 阻断中枢的胆碱受体

E. 阻断外周的胆碱受体

3. 下列能增加左旋多巴抗帕金森病疗效,减少不良反应的药物是(　　)。

A. 金刚烷胺　　　B. 维生素 B_6　　　C. 溴隐亭　　　D. 苯海索　　　E. 卡比多巴

4. 左旋多巴抗帕金森病的机制是(　　)。

A. 抑制多巴胺的再摄取　　　　　　　　　　B. 在脑内转变为多巴胺,补充不足

C. 阻断中枢胆碱受体　　　　　　　　　　　D. 激动中枢胆碱受体

E. 阻断中枢多巴胺受体

5. 治疗阿尔茨海默病的他克林属于(　　)。

A. 胆碱酯酶抑制药　　　　　　　B. 单胺氧化酶抑制剂　　　　　　C. 多巴受体激动剂

D. 中枢胆碱受体拮抗剂　　　　　E. 以上均不是

6. 能明显改善 AD 患者认知功能的 M 受体激动剂是(　　)。

A. 他克林　　　B. 多奈哌齐　　　C. 毛果芸香碱　　　D. 乙酰胆碱　　　E. 占诺美林

7. 阿尔茨海默病的临床表现不包括(　　)。

A. 痴呆为部分性的　　　　　　　　　　　　B. 人格改变为典型症状

C. 起病隐匿,进行性发展　　　　　　　　　D. 以记忆障碍为早期症状

E. 脑 CT 检查可有弥漫性萎缩

【A3 型题】

(8～9 题共用题干)

吕某,女,72 岁,2 年前出现记忆力问题,过去注意仪表,近期出现找不到回家的路、不洗澡换衣等情况。

8. 阿尔茨海默病的发病因素是(　　)。

A. 心房纤颤　　　D. 高血压　　　C. 糖尿病　　　D. 高血脂　　　E. 脑外伤史

9. 护士在与精神病患者沟通时重要的技巧是(　　)。

A. 倾听　　　D. 接受　　　C. 肯定　　　D. 澄清　　　E. 重构

三、简答题

1. 用左旋多巴治疗帕金森病时,如何提高疗效减轻不良反应?

2. 左旋多巴的不良反应及其应对措施是什么?

（饶玉良）

第八章 镇 痛 药

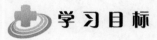

学习目标

掌握镇痛药的药理作用、临床应用及不良反应。

案例引导

　　患者,男,65岁,有23年高血压病史,1年前因慢性心功能不全入院治疗。近日因感冒,出现气喘、咳嗽、多痰等症状,3 h前因病情加重,出现呼吸困难、发绀、血性泡沫痰而紧急入院,经诊断为心源性哮喘。给予氨茶碱静脉滴注,并皮下注射吗啡10 mg后,病情缓解。

　　思考题:

　　请问吗啡用药依据是什么?

【引言】

　　疼痛是机体受到伤害性刺激后做出的一种保护性反射,也是临床上许多基本的常见的症状。剧烈疼痛不仅给患者带来痛苦和紧张不安等情绪反应,还可引起机体生理功能紊乱,甚至诱发休克。镇痛药是一类主要作用于中枢神经系统,选择性地消除或缓解疼痛的药物。此类药镇痛作用强大,多用于各类剧痛,反复应用易致成瘾,又称为麻醉性镇痛药,应根据国家颁布的《麻醉药品管理条例》严格控制使用。

第一节　阿片生物碱类镇痛药

吗啡(morphine)

【药理作用】

1. 中枢神经系统

　　(1)镇痛作用:吗啡具有强大镇痛作用,对各种疼痛都有效,对持续性慢性钝痛的效力大于间断性锐痛,意识及其他感觉不受影响。镇痛机制主要与其激动不同脑区的阿片受体有关。20世纪60年代初期,我国药理学者将微量吗啡注入家兔第三脑室周围能引起镇痛,后来相继证明吗啡注射于第三脑室尾端至第四脑室头端的神经结构均有镇痛作用,最有效的镇痛部位是中央导水管周围灰质(图8-1)。

　　(2)镇静作用:吗啡能消除由疼痛所引起的焦虑、紧张、恐惧等情绪反应,因而显著提高患者对疼痛的耐受力。随着疼痛的缓解以及对情绪的影响,可出现欣快症。如外界安静,则可使

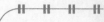

75

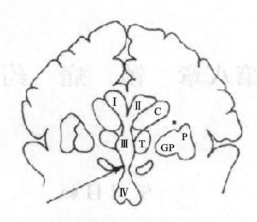

图 8-1 吗啡镇痛作用的部位（脑内）
箭头表示第三脑室（Ⅲ）尾端导水管周围灰质及第四脑室（Ⅳ）头端

患者入睡。

（3）抑制呼吸：治疗量吗啡即可抑制呼吸，降低呼吸中枢对血液 CO_2 的敏感性，使呼吸频率减慢。

（4）镇咳：吗啡直接抑制延髓咳嗽中枢，使咳嗽反射减弱或消失，产生镇咳作用。

（5）其他：吗啡可缩瞳，针尖样瞳孔为其中毒特征；吗啡可引起恶心、呕吐。

2. 消化道 吗啡可止泻及致便秘。其原因主要是吗啡兴奋胃肠平滑肌，提高其张力，甚至达到痉挛的程度。此外，吗啡抑制消化液的分泌，使食物消化延缓，加上吗啡对中枢的抑制，使患者便意迟钝，因而引起便秘。治疗量吗啡引起胆道奥狄括约肌痉挛性收缩，使胆道排空受阻，胆囊内压力明显提高，可导致上腹不适甚至胆绞痛。阿托品可部分缓解之。

3. 心血管系统 吗啡扩张阻力血管及容量血管，引起直立性低血压，其降压作用是由于它使中枢交感张力降低，外周小动脉扩张所致。降压作用可部分地被抗组胺药所对抗，因而该作用部分地与吗啡释放组胺有关。吗啡抑制呼吸，使体内 CO_2 蓄积，故致脑血管扩张而颅内压增高。

4. 其他 治疗量吗啡能提高膀胱括约肌张力，导致尿潴留；大剂量吗啡能收缩支气管。

【临床应用】

1. 镇痛 吗啡对各种疼痛都有效，但久用易成瘾，所以除癌症剧痛可长期应用外，一般仅短期用于其他镇痛药无效时的急性锐痛（如严重创伤、烧伤等）。对于心肌梗死引起的剧痛，可用吗啡止痛，血压必须正常；胆绞痛、肾绞痛宜合用阿托品。

2. 心源性哮喘 左心衰竭突然发生急性肺水肿而引起的呼吸困难（心源性哮喘），除应用强心苷、氨茶碱及吸入氧气外，静脉注射吗啡常可产生良好效果。其作用机制是吗啡扩张外周血管，降低外周阻力，从而减轻心脏负荷；同时其镇静作用有利于消除患者的焦虑恐惧情绪。此外，吗啡降低呼吸中枢对 CO_2 的敏感性，使急促浅表的呼吸得以缓解。

【不良反应】

1. 副作用 治疗量吗啡可引起眩晕、恶心、呕吐、便秘、排尿困难等副作用。

2. 耐受性及依赖性 连续反复多次应用吗啡易产生耐受性及依赖性，一旦停药，即出现戒断症状，表现为兴奋、失眠、流泪、流涕、出汗、震颤、恶心、呕吐、腹泻，甚至虚脱、意识丧失等。成瘾者为追求吗啡的欣快感及避免停药所致戒断症状的痛苦，常不择手段获取吗啡（称为"强迫性觅药行为"），危害极大。故对吗啡等成瘾性药物应严格控制使用，并按国家颁布的《麻醉药品管理条例》严格管理。

3. 急性中毒 表现为昏迷、呼吸抑制、瞳孔极度缩小（针尖样瞳孔）、血压降低甚至休克。

呼吸麻痹是致死的主要原因,需行人工呼吸、给氧抢救,并静脉注射阿片受体拮抗剂纳洛酮。

【禁忌证】

患有慢性阻塞性肺疾病、支气管哮喘、肺源性心脏病、颅脑损伤及严重肝功能减退者禁用。婴儿及哺乳期妇女禁用。因可抑制新生儿呼吸,临产妇女禁用。

可待因(codeine)

可待因又称甲基吗啡,其镇痛作用为吗啡的 1/12,镇咳作用为吗啡的 1/4,成瘾性也弱于吗啡。常用于缓解中等程度疼痛,也作为中枢性镇咳药应用。

第二节 人工合成镇痛药

哌替啶(pethidine,度冷丁,dolantin)

【药理作用】

哌替啶对中枢神经系统的影响与吗啡相似,镇痛作用比吗啡弱,相当于吗啡的 1/10,维持时间短,为 2~4 h。也有扩张外周血管及脑血管的作用。对平滑肌的影响与吗啡有所不同,不引起便秘,也无止泻作用;不对抗催产素对子宫的兴奋作用,故不延长产程。长期使用会产生依赖性,被列为严格管理的麻醉药品。

【临床应用】

1. 各种剧痛 哌替啶镇痛作用虽比吗啡弱,但成瘾性较吗啡轻,现常用于创伤、手术后及晚期癌症等引起的剧痛;也可用于分娩止痛,但临产前 2~4 h 内不宜用,以防抑制新生儿呼吸;治疗胆绞痛时,需合用阿托品。

2. 心源性哮喘 哌替啶可替代吗啡治疗心源性哮喘。

3. 麻醉前给药 麻醉前给予哌替啶,能使患者安静,消除术前紧张和恐惧情绪。

4. 人工冬眠 哌替啶与氯丙嗪、异丙嗪组成冬眠合剂,降低患者的基础代谢率。

【不良反应】

治疗量哌替啶也可引起与吗啡相似的反应,如眩晕、出汗、口干、恶心、呕吐、心悸及直立性低血压。长期应用亦可成瘾,大剂量应用抑制呼吸。

芬太尼(fentanyl)

芬太尼的镇痛效力为吗啡的 100 倍,作用迅速,维持时间短,可用于各种剧痛,与全麻药或局麻药合用,可减少麻醉药用量。本药成瘾性较小。

二氢埃托啡(dihydroetorphine)

二氢埃托啡的镇痛效力为吗啡的 12000 倍,镇痛作用短暂,仅 2 h。小剂量间断用药不易产生耐受性而大剂量持续用药易出现耐受性,也可成瘾,但较吗啡轻。

美沙酮(methadone)

美沙酮的作用与吗啡相似但较弱,主要特点是口服与注射同样有效。其耐受性与成瘾性发生较慢,戒断症状略轻。适用于各种剧痛,也可作为戒除吗啡成瘾的替代药物。

喷他佐辛(pentazocine)

喷他佐辛为阿片受体的部分激动剂。成瘾性很小，在药政管理上已列入非麻醉品。其镇痛效力为吗啡的1/3，呼吸抑制作用为吗啡的1/2，口服后作用持续5 h以上。用于各种慢性剧痛。

第三节　其他镇痛药

曲马朵(tramadol,曲马多)

曲马朵的镇痛效力类似喷他佐辛，呼吸抑制、致平滑肌痉挛和依赖性均较弱，无明显心血管作用，适用于中、重度急慢性疼痛。

罗通定(rotundine)

罗通定有效部分为延胡索乙素的左旋体，是我国学者从中药延胡索中提取的生物碱，有镇静、安定、镇痛和中枢肌肉松弛作用。本品镇痛作用较哌替啶弱，但较解热镇痛药作用强，无成瘾性。对慢性持续性钝痛效果较好。对创伤性和癌性疼痛效果较差。

第四节　阿片受体拮抗剂

纳洛酮(naloxone)

纳洛酮对各型阿片受体都有竞争性拮抗作用，主要用于治疗阿片类药物过量中毒，解救呼吸抑制和中枢抑制，以及酒精中毒、感染中毒性休克的治疗。可诊断吸毒者的成瘾性，可诱发成瘾者戒断症状。

 考点链接

张某，男，69岁，因癌症晚期疼痛使用镇痛药，用药前Bp 130/80 mmHg，HR 95 bpm，RR 22 bpm，瞳孔5 mm，肌内注射吗啡10 mg，Bp 98/50 mmHg，HR 65 bpm，RR 12 bpm，瞳孔1.5 mm，试分析吗啡作用后患者出现症状的原因。

分析：吗啡为阿片受体的激动剂，可兴奋大脑不同部位的阿片受体，产生镇痛、镇静、抑制呼吸、镇咳、缩瞳、扩张血管、降低血压等作用。

【主要考点】
①吗啡、哌替啶的药理作用和临床应用。
②吗啡急性中毒的处理措施。
③吗啡治疗心源性哮喘的原因。
④吗啡合用阿托品治疗胆绞痛的原因。

 Note

小 结

吗啡是阿片生物碱类镇痛药的代表,具有强效镇痛及呼吸抑制等作用,大剂量使用本类药物产生急性中毒,可用阿片受体拮抗剂纳洛酮抢救。本类药物最大的危害是成瘾性,必须遵守国家有关法律规定使用。

自 测 题

一、名词解释
麻醉性镇痛药

二、填空题
1. 吗啡适用于_____哮喘,而禁用于_____哮喘。

2. 连续反复用吗啡最重要的不良反应是_____,急性中毒时主要表现为昏迷、呼吸_____、瞳孔_____、血压_____甚至休克,致死的原因是_____。

3. 吗啡镇痛作用部位在_____,机制是_____。

4. 罗通定的镇痛作用较解热镇痛药_____,对_____疗效较好。

三、选择题

【A1 型题】

1. 镇痛作用最强的药物是(   )。
A. 吗啡   B. 喷他佐辛   C. 芬太尼   D. 美沙酮   E. 可待因

2. 哌替啶比吗啡应用多的原因是(   )。
A. 无便秘作用   B. 呼吸抑制作用轻   C. 作用较慢,维持时间短
D. 成瘾性较吗啡轻   E. 对支气平滑肌无影响

3. 胆绞痛患者最好选用(   )。
A. 阿托品   B. 哌替啶   C. 氯丙嗪+阿托品
D. 哌替啶+阿托品   E. 阿司匹林+阿托品

4. 心源性哮喘可以选用(   )。
A. 肾上腺素   B. 沙丁胺醇   C. 地塞米松   D. 格列齐特   E. 吗啡

5. 吗啡的镇痛作用最适用于(   )。
A. 其他镇痛药无效时的急性锐痛   B. 神经痛
C. 脑外伤疼痛   D. 分娩止痛
E. 诊断未明的急腹症疼痛

6. 人工冬眠合剂的组成是(   )。
A. 哌替啶、氯丙嗪、异丙嗪   B. 派替啶、吗啡、异丙嗪
C. 哌替啶、芬太尼、氯丙嗪   D. 哌替啶、芬太尼、异丙嗪
E. 芬太尼、氯丙嗪、异丙嗪

7. 最易产生生理依赖性的药物是(   )。
A. 哌替啶   B. 喷他佐辛   C. 吗啡   D. 芬太尼   E. 曲马朵

8. 在药政管理上已列入非麻醉品的镇痛药是(   )。
A. 哌替啶   B. 芬太尼   C. 可待因   D. 喷他佐辛   E. 美沙酮

9. 对吗啡急性中毒呼吸抑制有显著疗效的药物是(   )。
A. 多巴胺   B. 肾上腺素   C. 咖啡因   D. 纳洛酮   E. 山梗菜碱

【A2 型题】

10. 余某,女,40 岁。因上腹部剧烈绞痛,伴恶心、呕吐、腹泻等症状前来就诊。入院后经各方面检查诊断为慢性胆囊炎,胆石症。医生用数种药物进行治疗,患者疼痛缓解,呼吸变慢,腹泻得到控制,而呕吐更加剧烈。上述现象与应用哪种药物有关?(　　)

    A.阿托品　　　　B.吗啡　　　　　C.地西泮　　　　D.氯化钾　　　　E.利福平

11. 萧某,男,55 岁。1 h 前因右侧腰背部剧烈疼痛,难以忍受,出冷汗,服颠茄片不见好转,急来院门诊。尿常规检查:可见红细胞。B 超检查:肾结石。患者宜选用下列哪种药止痛?(　　)

    A.阿托品　　　　　　　　B.哌替啶　　　　　　　　　　C.阿托品＋哌替啶

    D.吗啡　　　　　　　　　E.可待因

四、简答题

1. 试述吗啡和度冷丁在作用、应用上有何异同。

2. 简述吗啡用于心源性哮喘的机制。

(王雅君)

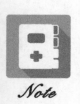

第九章 解热镇痛抗炎药

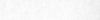

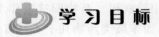 学习目标

掌握解热镇痛抗炎药的药理作用、临床应用及不良反应。

案例引导

李某,女,59岁,工人,2年前开始出现双腕、双手和双踝、足、跖趾关节肿痛,伴晨僵,阴雨天加重。近1个月来,疼痛加重,且有关节的发热发红,两个远端指关节变形不能屈伸。

思考题:

1. 患者所患何病?
2. 首选哪类药物控制症状?

【引言】

解热镇痛抗炎药亦称非甾体抗炎药(NSAIDs),是一类具有解热、镇痛作用,大多数还具有抗炎和抗风湿作用的药物。目前认为其共同作用机制是抑制花生四烯酸代谢过程中的环氧酶(COX-1和COX-2),使前列腺素(PGs)合成减少而起效,按对环氧酶的选择性,分为非选择性环氧酶抑制剂和选择性环氧酶抑制剂。

解热镇痛抗炎药的共同作用有以下几种。

1. 解热作用 只降低发热者的体温,对正常人的体温无影响。解热机制如图9-1所示。

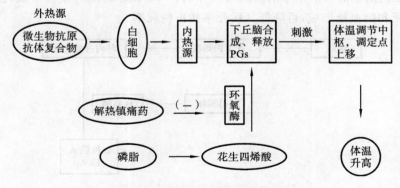

图 9-1 解热镇痛抗炎药的解热机制

2. 镇痛作用 该类药物仅有中等程度的镇痛作用,对慢性钝痛有效,对急性锐痛、严重创伤所致剧痛、平滑肌绞痛无效,长期应用一般不产生欣快感和成瘾性。镇痛机制如图9-2所示。

3. 抗炎作用 该类药物能抑制炎症反应时PGs合成而发挥抗炎抗风湿作用,明显缓解

Note

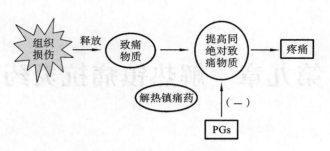

图 9-2 解热镇痛抗炎药的镇痛机制

红、肿、热、痛等炎症反应,但不能根除病因。药物间抗炎作用强度相差很大,有些药物如吲哚美辛和吡罗昔康等抗炎作用强大,而苯胺类药物几乎不具有抗炎作用。

第一节 非选择性环氧酶抑制药

一、水杨酸类

阿司匹林(aspirin,乙酰水杨酸)

【药理作用与临床应用】

1. 解热镇痛 本药作用较强,常与其他解热镇痛药组成复方制剂,用于感冒发热及头痛、肌肉痛、关节痛、痛经、神经痛和癌症患者的轻、中度疼痛等。

2. 抗炎抗风湿 大剂量(口服每日 3~4 g)时,有较强的抗炎抗风湿作用,急性风湿热患者服用后 24~48 h 内退热,缓解关节红肿及剧痛。对于类风湿性关节炎患者,可使关节炎症消退,疼痛减轻。目前阿司匹林仍是风湿性和类风湿性关节炎对症治疗的首选药物。

3. 抑制血栓形成 小剂量阿司匹林可减少血小板中血栓烷 A_2(TXA_2)的合成而抑制血小板聚集(图 9-3)。大剂量阿司匹林可抑制血管壁中前列环素(PGI_2)生成,前列环素是血栓烷 A_2 的生理拮抗剂。故常采用小剂量阿司匹林(40~80 mg/d)预防血栓形成,治疗缺血性心脏病、心肌梗死和脑血栓形成,可降低其病死率和再梗死率。

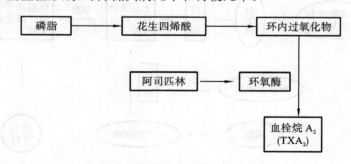

图 9-3 阿司匹林的抑制血栓机制

【不良反应】

1. 胃肠道反应 最为常见,表现为上腹部不适、恶心、呕吐及厌食,机制如图 9-4 所示。①药物直接刺激胃黏膜;②大剂量时刺激延脑催吐化学感受区;③抑制胃黏膜 PG 合成,增加胃酸分泌,削弱了屏障作用。大剂量、长疗程时,易引起胃溃疡、无痛性胃出血或加重溃疡病发

Note

作,故应餐后服用,同服抗酸药或选用阿司匹林肠溶片。

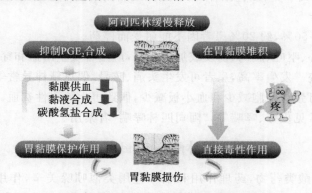

图 9-4 阿司匹林胃肠道反应的机制

2. 凝血障碍 阿司匹林可抑制血小板聚集,导致出血时间延长;长期使用可抑制凝血酶原生成,导致凝血酶原时间延长,易引起出血。维生素 K 可以预防此凝血障碍。肝功能不全、维生素 K 缺乏症、血友病患者慎用。需手术者,术前 1 周停用阿司匹林。

3. 过敏反应 偶见皮疹、血管神经性水肿等。有些有哮喘病史者可诱发支气管哮喘,称为"阿司匹林哮喘",故有哮喘病史者禁用。

4. 水杨酸反应 阿司匹林剂量过大(5 g/d)可出现头痛、眩晕、恶心、呕吐、耳鸣、视力及听力减退等中毒反应,称为水杨酸反应。一旦出现应立即停药,加服或静脉滴注碳酸氢钠,碱化尿液加速药物排泄。

5. 瑞夷综合征 病毒感染(如流感、水痘等)伴有发热的儿童和青少年,服用阿司匹林后,偶致肝脂肪变性-脑病综合征,即瑞夷综合征,虽少见,但可致死。故病毒感染患儿应慎用阿司匹林,可选择对乙酰氨基酚代替。

二、苯胺类

对乙酰氨基酚(acetaminophen)

对乙酰氨基酚又名扑热息痛、醋氨酚。口服吸收迅速而完全,解热作用与阿司匹林相似,镇痛作用较弱,几乎不具有抗炎抗风湿作用,临床用于感冒发热、关节痛、头痛、神经痛和肌肉痛等。不良反应较少,对胃无刺激性。过量使用(成人 10~15 g)可致肝坏死,长期使用可致肾损害,如肾乳头坏死、慢性间质性肾炎等。

三、吡唑酮类

保泰松(phenylbutazone)和羟基保泰松(oxyphenbutazone)

这两种药作用相似,抗炎抗风湿作用强,解热镇痛作用弱,临床主要用于风湿性关节炎、类风湿性关节炎和强直性脊柱炎的治疗。不良反应多且重,现已少用。

四、其他有机酸类

吲哚美辛(indometacin)

吲哚美辛又名消炎痛,为吲哚乙酸类药物,是最强的环氧酶抑制剂之一,抗炎、镇痛及退热作用强大,是阿司匹林的 20~30 倍,因不良反应发生率高且重,主要用于急性风湿性及类风湿

Note

性关节炎。本药对骨关节炎、强直性脊柱炎、癌性发热及其他不易控制的发热也有效。

【不良反应】

发生率达 35%～50%，约 20%患者因不能耐受而停药。

1. **胃肠道** 恶心、呕吐、腹泻、诱发或加重溃疡，严重者发生出血和穿孔。宜饭后服药。

2. **中枢神经系统** 发生率高，患者可发生头痛、眩晕，偶见精神异常等。

3. **造血系统** 可致粒细胞减少和血小板减少，偶致再生障碍性贫血。

4. **过敏反应** 常见皮疹、哮喘等，"阿司匹林哮喘"者禁用。

舒林酸（sulindac）

舒林酸为吲哚乙酸类药物，药理作用和临床应用类似吲哚美辛，作用强度约为后者的一半。口服吸收好，作用较持久，主要用于风湿性关节炎、骨关节炎，不良反应少而轻。

布洛芬（ibuprofen）

布洛芬解热、镇痛和抗炎抗风湿作用强，疗效与阿司匹林相似且能进入滑膜腔，维持较高浓度，临床主要用于风湿性关节炎、类风湿性关节炎、骨关节炎、滑囊炎，也可用于一般解热镇痛。不良反应发生率低，可致消化道症状，少数患者出现过敏、血小板减少、视物模糊和中毒性弱视，一旦出现视力障碍应立即停药。

双氯芬酸（diclofenac）

双氯芬酸又名双氯灭痛，具有解热、镇痛和抗炎、抗风湿作用，抗炎作用较强，比吲哚美辛强 2～2.5 倍，比阿司匹林强 30～50 倍，临床主要用于风湿性关节炎、类风湿性关节炎、骨关节炎、滑囊炎。因对 COX-2 的抑制作用比 COX-1 强，故胃肠道反应、过敏反应较轻。

吡罗昔康（piroxicam）

吡罗昔康口服吸收好，起效快，维持时间长，$t_{1/2}$ 可达 35～45 h，解热、镇痛、抗炎、抗风湿作用均较强，主要用于风湿性和类风湿性关节炎，其疗效与吲哚美辛相似。不良反应轻，患者的耐受性好。长期使用时可致消化道溃疡和出血。

第二节　选择性 COX-2 抑制药

美洛昔康（meloxicam）

美洛昔康亦为烯醇酸类衍生物，对 COX-2 有一定的选择性，抗炎作用强，维持时间长，不良反应轻，主要用于风湿性关节炎、类风湿性关节炎、骨关节炎等的治疗。

尼美舒利（nimesulide）

尼美舒利是新型非甾体抗炎药，能选择性抑制 COX-2，抗炎作用强，维持时间长，半衰期达 22 h，常用于风湿性关节炎、类风湿性关节炎、骨关节炎，以及呼吸道、口腔、软组织炎症。本药副作用小，胃肠道症状远低于其他非甾体抗炎药。

塞来昔布(celecoxib)

塞来昔布为较强的选择性COX-2抑制药,对COX-2的选择性抑制作用比COX-1强200倍,即使最大治疗量也不会抑制COX-1,临床主要用于风湿性关节炎、类风湿性关节炎、骨关节炎等的治疗,也可用于手术后疼痛、牙痛、痛经。本药胃肠道反应较轻,但因能抑制PGI_2的合成,有血栓形成倾向者慎用。

罗非考昔(rofecoxib)

本药对COX-2有高度的选择性抑制作用,不抑制血小板聚集,主要用于治疗骨关节炎。胃肠道反应较轻。

【附】抗痛风药

一、抑制尿酸生成药

别嘌呤醇(allopurinol)

别嘌呤醇通过与黄嘌呤和次黄嘌呤竞争黄嘌呤氧化酶而抑制二者转化为尿酸,从而抑制尿酸的生成,避免尿酸盐结晶的沉积。本药主要预防噻嗪类药物、肿瘤化疗或放疗引起的高尿酸血症,也用于慢性痛风的治疗。本药不良反应较少,偶见皮疹、胃肠道反应。

二、促进尿酸排泄药

丙磺舒(probenecid)

本药呈弱酸性,可竞争性抑制肾小管对有机酸的转运和对尿酸的重吸收,增加尿酸的排泄而抗痛风,临床主要用于慢性痛风和与尿酸有关的高尿酸血症。因无镇痛和抗炎作用,故本药不适用于急性痛风。不良反应较少。

三、抑制痛风炎症药

秋水仙碱(colchicine)

本药通过抑制中性粒细胞的趋化、黏附和吞噬作用,抑制痛风性关节炎的炎症反应,从而控制关节局部的疼痛、肿胀,对血液中的尿酸盐及其排泄无影响,主要用于痛风性关节炎的急性发作。本药毒性大,应慎重选用。

考点链接1

周某,女,5岁。2周前与水痘患儿有密切接触。现该患儿体温为39℃,胸前区出现红斑疹、丘疹,护士不能采用的降温措施是( )。

A.阿司匹林口服　　　　　　　　　　B.适量对乙酰氨基酚口服

C.吲哚美辛栓剂直肠给药　　　　　　D.冰枕

E.温湿敷

分析:患儿有水痘接触史,现发热、有斑丘疹,可诊断为水痘,为病毒感染,为避免瑞夷综合征,应禁用阿司匹林降温。答案为 A。

考点链接2

汪某,女,30 岁,双肘、腕、手指近端指间关节肿痛 2 年,加重 1 个月,诊断为类风湿性关节炎。给予泼尼松、阿司匹林、青霉胺等药物治疗后,出现恶心、反酸、上腹部不适,此症状可能为( )。

A.泼尼松的不良反应　　　　B.阿司匹林的不良反应　　　　C.青霉胺的不良反应
D.病情恶化　　　　　　　　E.进食不当

分析:阿司匹林通过直接刺激胃肠黏膜,大剂量兴奋延髓催吐化学感受区,引起胃肠道症状,为阿司匹林最常见的不良反应。故答案为 B。

【主要考点】

①解热镇痛药的作用机制及共同药理作用。
②解热镇痛药与氯丙嗪的降温作用的对比。
③解热镇痛药与镇痛药的镇痛作用的对比。
④阿司匹林用于解热、镇痛、抗炎及血栓形成性疾病时的用量。
⑤阿司匹林的常见不良反应及其防治措施。
⑥对乙酰氨基酚和吡唑酮类药物的作用特点及应用。
⑦非选择性 COX 抑制药和选择性 COX-2 抑制药在不良反应上的不同。
⑧抗痛风药的种类及机制。

🏥 小　　结

解热镇痛抗炎药通过抑制 COX,减少 PGs 的生物合成和释放而呈现退热、镇痛作用,大多还具有抗炎抗风湿作用。阿司匹林是解热镇痛药的代表,用于感冒发热、头痛、关节痛、肌肉痛等,大剂量用于风湿性、类风湿性关节炎,小剂量用于血栓形成性疾病。不良反应以胃肠道症状为主。对乙酰氨基酚解热镇痛作用强,几乎无抗炎抗风湿作用。吡唑酮类药物抗炎抗风湿作用强。选择性 COX-2 抑制药作用强、维持时间长、不良反应少,优于非选择性 COX 抑制药。

别嘌呤醇通过抑制尿酸生成,丙磺舒通过促进尿酸排泄,秋水仙碱通过抑制痛风炎症而抗痛风。

🏥 自　测　题

一、名词解释

1.水杨酸反应　2.阿司匹林哮喘

二、填空题

解热镇痛作用很强,而抗炎抗风湿作用很弱的药物是_____;具有抑制血小板聚集的解热镇痛药是_____。

三、选择题

【A1 型题】

1.下列具有抗血小板聚集作用的药物是( )。

A. 阿司匹林 　　　　　　B. 对乙酰氨基酚 　　　　C. 吲哚美辛

D. 布洛芬 　　　　　　　E. 美洛昔康

2. 不属于阿司匹林不良反应的是（　　）。

A. 过敏反应　　B. 凝血障碍　　C. 胃肠道反应　　D. 水钠潴留　　E. 瑞夷综合征

3. 阿司匹林不宜用于（　　）。

A. 预防血栓形成 　　　　B. 治疗风湿性关节炎 　　C. 胃肠绞痛

D. 发热头痛 　　　　　　E. 痛经

4. 阿司匹林预防血栓形成的机制是（　　）。

A. 抑制 TXA_2 形成 　　　B. 抑制凝血因子形成 　　C. 促进纤维蛋白溶解

D. 减少凝血酶灭活 　　　E. 抑制血小板的生成

5. 阿司匹林预防血栓形成时应采用（　　）。

A. 小剂量、短疗程 　　　B. 小剂量、长疗程 　　　C. 大剂量、短疗程

D. 大剂量、长疗程 　　　E. 合用维生素 K

6. 无明显抗炎抗风湿作用的药物为（　　）。

A. 阿司匹林 　　　　　　B. 对乙酰氨基酚 　　　　C. 消炎痛

D. 布洛芬 　　　　　　　E. 美洛昔康

7. 解热镇痛药的共同作用机制是（　　）。

A. 抑制 PGs 合成 　　　　B. 抑制中枢神经系统 　　C. 抑制缓激肽的生成

D. 促进 PGs 的合成 　　　E. 激活吗啡受体

8. 秋水仙碱治疗痛风的机制是（　　）。

A. 减少尿酸的生成 　　　　　　　　B. 促进尿酸的排泄

C. 抑制肾小管对尿酸的再吸收 　　　D. 抑制黄嘌呤氧化酶

E. 抑制痛风性炎症

【A2 型题】

9. 李某，女，22 岁，感冒后常伴扁桃体肿大，现双侧膝关节肿胀疼痛，诊断为风湿热，应选择什么药物缓解肿胀疼痛？（　　）

A. 吗啡　　B. 度冷丁　　C. 阿司匹林　　D. 曲马多　　E. 对乙酰氨基酚

10. 患者，男，60 岁，患溃疡病多年，现因感染发热 39 ℃，可选择下列哪种药退热？（　　）

A. 对乙酰氨基酚 　　　　B. 吲哚美辛 　　　　　　C. 阿司匹林

D. 布洛芬 　　　　　　　E. 保泰松

【A3 型题】

（11～12 共用题干）

某类风湿性关节炎的患者，医嘱阿司匹林每次 2 g，一日 3 次，用药后出现头痛、眩晕、恶心、呕吐、耳鸣、视力及听力减退等症状。

11. 这些症状出现的原因是（　　）。

A. 过敏症状 　　　　　　B. 药物过量中毒 　　　　C. 用量过小，病情加重

D. 药物选择错误 　　　　E. 药物的副作用

12. 如何处理？（　　）

A. 无须处理 　　　　　　　　　　　B. 增加药量

C. 停药并加服滴注碳酸氢钠 　　　　D. 应用维生素 K

E. 饭后服药

【A4 型题】

（13～14 共用题干）

李某，男，50 岁，游走性关节疼痛 10 年，诊断为风湿性关节炎。

13. 医嘱用阿司匹林治疗，用量是（ ）。

A. 0.9～1.8 g/d   B. 50～100 mg/d   C. 3～4 g/d

D. 7～8 g/d   E. 10 g/d

14. 患者用药后出现出血现象，选择下列哪种药止血较佳？（ ）

A. 垂体后叶素   B. 维生素 K   C. 氨甲苯酸

D. 止血敏   E. 去甲肾上腺素

四、简答题

1. 阿司匹林与氯丙嗪对体温的影响在作用和应用上有何不同？

2. 解热镇痛抗炎药的镇痛作用和镇痛药有何异同？

（王雅君）

第十章 抗心绞痛药

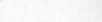

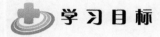

掌握抗心绞痛药的药理作用、临床应用及不良反应。

案例引导

刘先生,49 岁。有反复发作性劳累后前胸部压榨性疼痛史,并向左上肢放射,休息后可缓解。2 h 前饱餐并饮酒后突感左前胸压榨样疼痛,并向左上肢放射,有恐惧、濒死感,入院就诊,诊断为心绞痛发作期。

思考题:

请分析可以使用什么药物治疗。

【引言】

心绞痛(angina pectoris)是冠状动脉粥样硬化性心脏病(冠心病)的主要症状,是冠状动脉供血不足,心肌急剧而短暂缺血、缺氧所引起的临床综合征(图 10-1)。

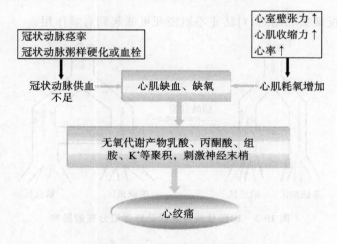

图 10-1 心绞痛发生机制

1. 心绞痛的分型

(1) 稳定型心绞痛:最常见,常在体力劳动、需氧增加时发作。

(2) 不稳定型心绞痛:最危险,可发展为心肌梗死、猝死,也可恢复为稳定型。

(3) 变异型心绞痛:为动脉痉挛所诱发。

2. 抗心绞痛药的分类 临床上常用抗心绞痛药按作用机制分为三类:硝酸酯类及亚硝酸酯类、β受体拮抗剂、钙通道阻滞剂。抗心绞痛药可通过不同途径调整心肌氧的供需平衡

（图10-2），从而达到抗心绞痛的作用。

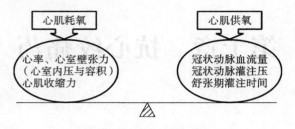

图 10-2　心肌氧供需平衡

第一节　硝酸酯类及亚硝酸酯类

硝酸甘油

【药理作用】

（1）松弛血管平滑肌，使全身小动脉及小静脉舒张，其舒张小静脉作用大于舒张小动脉。小静脉舒张可减少回心血量，降低心室充盈度，使心室容积缩小，降低室壁张力，减轻心脏前负荷；小动脉舒张可减少左心室后负荷，同时缩短心脏射血时间，减少做功量。上述作用，可使心肌耗氧量明显下降。

（2）改善缺血区的心肌供血。因为能舒张外周血管，减少回心血量，使心室壁张力降低，有利于血流从心外膜向易缺血的心内膜方向流动。此外，也能扩张冠状动脉，促进侧支循环的建立（图10-3）。

（3）抑制血小板聚集和黏附，对防止心肌梗死可能起到有益作用。

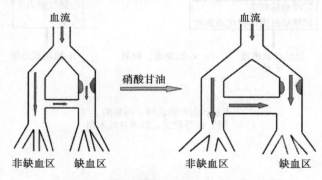

图 10-3　硝酸甘油对冠状动脉血流分布的影响

【临床应用】

（1）防治各型心绞痛：急性发作时舌下含化或雾化吸入（如含服药片无头胀、舌麻刺感，表明药已失效，应及时更换备用）。预防发作可用贴剂或控释片。

（2）防治急性心肌梗死：能减少耗氧量，尚有抗血小板聚集和黏附作用，使坏死的心肌得以存活或使梗死面积缩小，应早期静脉滴注给药。

（3）治疗急、慢性充血性心力衰竭：由于扩张外周血管，减轻心脏前、后负荷，可改善心肌泵血功能。

Note

【不良反应】

（1）用药后因血管扩张作用，可出现颈、面潮红及发热、搏动性头痛、头晕、心悸、眼压升高等。

（2）剂量过大可引起直立性低血压、晕厥、高铁血红蛋白血症，甚至诱发或加重心绞痛。初次用药先含服半片，并采取半坐卧位15～30 min，改变体位不要过快，以防摔伤。含服后无头胀、舌麻刺感，表明药物失效，注意及时更替。静脉滴注时，避免使用聚氯乙烯输液管，以免被其吸收，静脉滴注超过24 h，应间断给药。用药期间注意监测血压、心率，观察治疗反应。

（3）连续用药2～3周后可出现耐受现象，停药1～2周后耐受性消失。

（4）硝酸甘油与抗高血压药、血管扩张药合用，可增强降压作用。与拟交感胺类药合用，可降低其抗心绞痛作用。乙醇可抑制硝酸甘油代谢而易引起低血压，服药期间应禁酒。

硝酸酯类药的比较见表10-1。

表 10-1　硝酸酯类药的比较

药 物	给药途径	剂量/mg	起效时间/min	作用持续时间/h
硝酸甘油	舌下含服	0.3～0.6	1～2	0.5
	缓释剂口服	2.6～6	5～8	8～10
	2%软膏涂皮肤	12.5～40	15～60	3～5
	膜剂贴皮肤	5～10	30～60	6
	静脉滴注	5～10 μg/min	即刻	视滴注时间而定
硝酸异山梨酯	舌下含服	5～10	2～3	2～4
	口服	5～30	30～60	2～6
硝酸戊四醇酯	舌下含服	10	10～20	2～4
	口服	20	10～30	3～6

第二节　β受体拮抗剂

本类药物众多，其代表药为普萘洛尔、美托洛尔、阿替洛尔等，疗效可靠，现已作为一线抗心绞痛药物使用。

普萘洛尔（propranolol，心得安）

【药理作用】

1. 降低心肌耗氧量　阻断心肌β受体，降低心肌收缩力，减慢心率，舒张期延长而降低心肌耗氧量。

2. 改善心肌缺血区供血　降低心肌耗氧量，扩张冠状动脉，改善缺血区的供血。

【临床应用】

普萘洛尔适用于稳定型心绞痛，尤其对伴有高血压、心律失常的患者更适用。忌用于变异型心绞痛，原因是冠状动脉上的β受体被阻断后，α受体占优势，易致冠状动脉收缩，使心绞痛加重。

【不良反应】

（1）β受体拮抗剂因降低心肌收缩力可增加心室容积，射血时间延长，使心肌耗氧增加，加

Note

重心绞痛。目前主张β受体拮抗剂与硝酸酯类合用。

（2）用药剂量个体差异大，给药时应从小剂量开始，逐渐增加剂量；停药时需在1～2周内逐渐减量停药，以防反跳现象导致心绞痛加剧和（或）诱发心肌梗死。

（3）支气管哮喘、心动过缓和周围血管疾病患者禁用。

常用抗心绞痛药作用比较见表10-2。

表 10-2 常用抗心绞痛药作用比较

作 用	硝酸酯类	β受体拮抗剂	钙通道阻滞剂
室壁张力	↓	±	↓
心室容量	↓	↑	±
心室压力	↓	↓	↓
心率	↑	↓	±
收缩力	↑	↓	±

目前主张β受体拮抗剂与硝酸酯类合用，两者能协同降低耗氧量，对抗硝酸酯类引起的反射性心率加快，缩小β受体拮抗剂所致的心室容积增大和心室射血时间延长，互相取长补短。合用时用量减少，不良反应也减少。由于两类药都可降压，如血压下降过多，冠状动脉血流量减少，对心绞痛不利。宜选用作用时间相近的药物，通常以普萘洛尔与硝酸异山梨酯合用。一般宜口服给药。

第三节 钙通道阻滞剂

钙通道阻滞剂品种很多，作用广泛。本类药物用于抗心绞痛的有硝苯地平（nifedipine，心痛定）、维拉帕米（verapamil）、地尔硫䓬（diltiazem）等。

硝苯地平（心痛定）

【药理作用】

1. 降低心肌耗氧量 减弱心肌收缩力，减慢心率，使血管平滑肌松弛，总外周阻力下降，减轻心脏负荷，从而减少心肌耗氧。

2. 舒张冠状动脉 扩张冠状动脉，显著缓解冠状动脉痉挛，增加缺血区供血、供氧。

3. 保护心肌细胞 心肌缺血时，细胞膜对Ca^{2+}的通透性增加，促使外钙内流，细胞内Ca^{2+}超载，促使细胞死亡。钙通道阻滞剂可抑制外钙内流，减轻缺血区心肌细胞Ca^{2+}超负荷的损伤作用，从而保护心肌细胞和血管内皮细胞，对急性心肌梗死者，能缩小梗死范围。

【临床应用】

本药适用于各类心绞痛，尤其是对变异型心绞痛最为有效，对伴高血压的心绞痛患者尤为适用。与硝酸酯类或β受体拮抗剂合用可以相互取长补短。

【不良反应】

（1）主要是低血压，用药时注意监测血压和心率，控制好剂量和给药时间。

（2）长期用药有少数患者出现头痛，偶见心肌缺血症状加重，可能是严重冠脉阻塞、心率加快、血压过低所致。

维拉帕米

维拉帕米扩张冠状动脉作用较弱,对变异型心绞痛多不单用,对稳定型心绞痛有效。

地尔硫䓬(diltiazem)

地尔硫䓬作用强度介于上述两药之间,对变异型、稳定型和不稳定型心绞痛都可应用。

维拉帕米、地尔硫䓬均可抑制心肌收缩和房室传导,使心功能不全、传导阻滞者病情加重,不能与β受体拮抗剂合用。与地高辛合用,可因提高地高辛的血药浓度而引起地高辛中毒。

第四节 其他抗心绞痛药

卡维地洛为α、β受体拮抗剂,阻断受体的同时具有舒张血管作用,用于治疗轻度及中度高血压或伴有肾功能不全、糖尿病的高血压患者。

尼可地尔(烟浪丁,硝烟酯)是新型的血管扩张药,既释放 NO 又可激活 K^+ 通道,使血管平滑肌松弛,冠状动脉供血增加,主要适用于变异型心绞痛。

吗多明(脉导敏)的代谢产物为 NO 的供体,释放 NO,与硝酸酯类作用相似,主要用于稳定型心绞痛或心肌梗死伴高充盈压的患者。

丹参酮Ⅱ-A 磺酸钠水溶性大,可注射使用,具有抗心脑缺血作用,能缩小梗死范围,临床应用可改善缺血,缓解胸闷及心绞痛症状。

考点链接

治疗劳力型心绞痛的首选药物是(　　　)。

A. 硝酸酯类药物　　　　　　　　　　　B. 钙通道阻滞剂
C. β受体拮抗剂　　　　　　　　　　　　D. 血管紧张素Ⅰ转化酶抑制剂(ACEI)
E. 阿司匹林

分析:劳力型心绞痛,是劳动时或情绪激动时心肌需氧量增加引起心肌缺血、缺氧而诱发的心绞痛。β受体拮抗剂可阻断拟交感胺类对影响心率和心肌收缩力的受体的刺激作用,从而减慢心率,降低心肌收缩力,达降低心肌耗氧量的目的,从而缓解心绞痛,故应首选β受体拮抗剂,它可与硝酸酯类药物、钙通道阻滞剂合用增强疗效。答案:C。

【主要考点】
①抗心绞痛药物分类。
②常用三类抗心绞痛药特点。
③各型心绞痛的首选药。
④硝酸甘油使用的注意事项。

小　结

常用抗心绞痛药分为三类:硝酸酯类及亚硝酸酯类、β受体拮抗剂、钙通道阻滞剂。治疗变异型心绞痛以钙通道阻滞剂的疗效为最好,可与硝酸酯类同服,其中硝苯地平尚可与β受体

Note

拮抗剂同服,但地尔硫䓬与β受体拮抗剂合用时会有过度抑制心脏的危险。

自 测 题

一、填空题

1. 不宜治疗变异型心绞痛,但可治疗稳定型心绞痛的药物为_____。

2. 硝酸甘油治疗心绞痛的不利因素为_____和_____。

二、选择题

【A1 型题】

1. 硝酸酯类用于变异型心绞痛的主要机制是(   )。

A. 舒张冠状动脉　　　　　　B. 降低心肌耗氧量　　　　　　C. 降低心脏前负荷

D. 降低心脏后负荷　　　　　　E. 改善心脏代谢

2. 硝酸甘油剂量过大可引起(   )。

A. 血压降低　　　　　　　　B. 心率加快　　　　　　　　C. 心肌收缩加强

D. 兴奋交感神经　　　　　　E. 以上均是

3. 下列关于硝酸甘油不良反应的叙述,哪一项是错误的?(   )

A. 头痛　　　　　　　　　　B. 升高眼压　　　　　　　　C. 心率加快

D. 导致高铁血红蛋白血症　　E. 阳痿

4. 变异型心绞痛的首选药是(   )。

A. 硝酸甘油　　　　　　　　B. 硝酸异山梨酯　　　　　　C. 普萘洛尔

D. 硝苯地平　　　　　　　　E. 卡维地洛

【A2 型题】

5. 金某,男,68 岁,因头痛、头晕 1 周,加重 3 日,伴视物模糊入院,血压 180/110 mmHg,心率 98 次/分,眼底检查可见棉絮状渗血,心电图左心室肥大。首要处理方法是(   )。

A. 硝酸甘油静脉滴注　　　　　　　　B. 硝酸甘油舌下含服

C. 静脉推注毛花苷丙(西地兰)　　　　D. 静脉给利尿药

E. 甘露醇快速静脉滴注

【A3 型题】

(6～7 题共用题干)

付某,女,62 岁,因心前区压榨性疼痛 3 h,伴冷汗、恐惧来医院急诊。

6. 护士应对患者立即行(   )。

A. 心电图检查　　　　　　　B. B 超检查　　　　　　　　C. 拍 X 线胸片

D. 肝功能检查　　　　　　　E. 尿常规检查

7. 下列检查中,目前最不重要的是(   )。

A. 监测血压　　　　　　　　B. 心电监护　　　　　　　　C. 拍 X 线胸片

D. 抽血送检　　　　　　　　E. 简单护理体检

【A4 型题】

(8～9 题共用题干)

刁某,30 岁,诊断为心绞痛伴有窦性心动过速。

8. 可首选下列哪种药物?(   )

A. 硝酸甘油　　　　　　　　B. 硝普钠　　　　　　　　　C. 普萘洛尔

D. 硝酸异戊酯　　　　　　　E. 硝酸异山梨酯

9. 普萘洛尔、硝酸甘油、硝苯地平抗心绞痛的共同作用机制是（　　　　）。

A. 缩短射血时间　　　　　　B. 减慢心率　　　　　　C. 抑制心肌收缩力

D. 减少心室容积　　　　　　E. 降低心肌耗氧量及改善缺血区血流供应

（胡鹏飞　吴　樱）

第十一章 抗高血压药

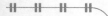

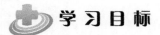 学习目标

掌握抗高血压药的药理作用、临床应用及不良反应。

案例引导

陈先生,53 岁,科员。半年来常感头痛、头晕。体检:T 37.1 ℃,P 72 次/分,R 20 次/分,BP 160/96 mmHg,神志清晰,半卧位,口唇轻度发绀,巩膜无黄染,颈静脉充盈,气管居中,甲状腺不大;两肺叩清。诊断:原发性高血压 2 级。

根据 1999 年 WHO 规定,高血压的诊断标准是成年人血压持续或非同日三次收缩压≥140 mmHg 和(或)舒张压≥90 mmHg。其分类与诊断标准见表 11-1。

表 11-1 高血压的分类与诊断标准

类　别	收缩压/mmHg	舒张压/mmHg	靶器官损伤程度
1 级高血压(轻度)	140～159	90～99	尚无靶器官损伤
2 级高血压(中度)	160～179	100～109	已有器官损伤但功能尚可代偿
3 级高血压(重度)	≥180	≥110	损伤的器官功能已失代偿

【引言】

WHO 规定,成人静息血压≥ 18.6/12.0 kPa(140/90 mmHg)为高血压。根据病情又可分为 1 级、2 级、3 级。高血压一线治疗药物主要有利尿药、ACEI、β 受体拮抗剂及钙通道阻滞剂四大类。

第一节 抗高血压药的分类

根据药物在血压调节系统中的主要影响及部位,抗高血压药分类如图 11-1 所示。

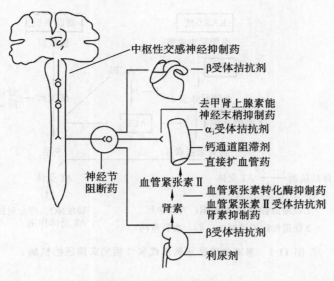

图 11-1 抗高血压药分类

第二节 常用的抗高血压药

一、利尿药

氢氯噻嗪(hydrochlorothiazide,双氢克尿噻)

【药理作用及临床应用】

氢氯噻嗪初期降压机制是排钠利尿,使细胞外液和血容量减少。长期应用利尿药,当血容量及心输出量已逐渐恢复正常时,血压仍可持续降低。

本药为治疗高血压的常用药,可单独治疗轻度高血压,尤其是老年高血压患者。与其他抗高血压药合用治疗中、重度高血压。小剂量无明显不良反应,但剂量过大可引起低血钾、高血糖、高血脂等。

吲哒帕胺(indapamide,寿比山)

吲哒帕胺兼有利尿和钙通道阻滞作用,可降低血管阻力和血管反应性。本药优点为不影响血脂,作用持久,是强效、长效抗高血压药,可单独服用,也可与其他抗高血压药合用。

二、肾素-血管紧张素系统抑制药

该类药物能够抑制血管紧张素转化酶(ACE)的活性,阻止血管紧张素 I(Ang I)向血管紧张素 II(Ang II)转化,使 Ang II 的生成减少,缓激肽的降解减少,从而扩张血管,降低血压。作用机制如图 11-2 所示。

(一)血管紧张素 I 转化酶抑制剂(ACEI)

血管紧张素 I 转化酶抑制剂代表药有卡托普利(captopril)、依那普利(enalapril)、雷米普利(ramipril)、赖诺普利(lisinopril)及培哚普利(perindopril)等。

Note

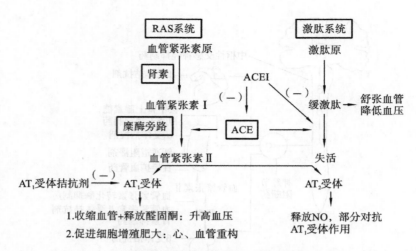

图 11-2 影响血管紧张素形成和作用的药降压的机制

卡托普利(captopril,巯甲丙脯酸,甲巯丙脯酸,开博通)

【药理作用】

1. 降压作用 口服卡托普利 1 h 内血压降低,收缩压降低明显。由于外周血管舒张,血管阻力降低,心脏前、后负荷减轻,心脏射血功能得到改善。心、脑、肾血流量稍有增加。降压时心率无明显改变,不产生直立性低血压,无水、钠潴留作用,对正常血压也有降低作用。

2. 靶器官保护作用 长期降压治疗能减轻或逆转高血压所致的心室重构和血管重构,保护靶器官的功能。上述作用与卡托普利抑制血管紧张素 I 转化酶,使其活性下降有关。

【临床应用】

1. 高血压 单独使用可治疗各种高血压,特别是其他药物治疗无效的重度高血压。如果与 β 受体拮抗剂或利尿药合用,可提高疗效,对于原发性、肾性及高肾素型高血压疗效也较好。

2. 慢性心功能不全 卡托普利能降低外周血管阻力,降低心脏前、后负荷,改善心脏功能,也可用于强心苷和利尿药治疗效果不佳的慢性心功能不全的治疗。

【不良反应】

不良反应少而轻。常见的干咳可能与缓激肽增多有关。还有血管神经性水肿、蛋白尿、皮疹、瘙痒、味觉缺失等。

(二)血管紧张素 II 受体拮抗剂

血管紧张素 II 受体拮抗剂代表药有氯沙坦(losartan)、缬沙坦(valsartan)、厄贝沙坦(irbesartan)、坎替沙坦(candesartan)、依普沙坦(eprosartan)与替米沙坦(telmisartan)等。

【药理作用及临床应用】

能特异性地与血管紧张素 II 受体结合,减少血管紧张素 II 与其受体结合,减弱血管紧张素 II 的生物效应,从而发挥其舒张血管、降低血压作用。可用于高血压、糖尿病合并肾功能不全的患者。长期用药可减轻左心室肥厚和血管壁增厚。不良反应较少。

三、肾上腺素能受体拮抗剂

(一)α 受体拮抗剂

哌唑嗪(prazosin)

【药理作用及临床应用】

选择性突触后膜 α_1 受体拮抗剂,能松弛血管平滑肌,产生降压效应。适用于各型高血压,

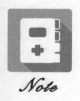

尤其是伴有血脂紊乱及前列腺增生、排尿困难的高血压患者。重度高血压合用 β 受体拮抗剂及利尿药可增强降压效果。

【不良反应】

初次服药时可有恶心、眩晕、头痛、嗜睡、心悸、直立性低血压等,称为首剂现象,在直立体位、饥饿、低盐时较易发生。将首次用量减为 0.5 mg,并在临睡前服用,可避免发生。

（二）β 受体拮抗剂

(1) 非选择性 β_1、β_2 受体拮抗剂代表药:普萘洛尔(propranolol)。

(2) 选择性 β_1 受体拮抗剂代表药:阿替洛尔、美托洛尔(倍他乐克)。

普萘洛尔(propranolol,心得安)

【药理作用】

(1) 阻断心脏 β_1 受体,使心肌收缩力减弱,心率减慢,心排出量减少,血压下降。

(2) 阻断肾小球旁细胞 β_1 受体,减少肾素分泌,降低肾素-血管紧张素-醛固酮系统(RAAS)活性。

(3) 阻断中枢 β 受体,使兴奋性神经元活动减弱,外周交感神经张力降低,血管阻力降低。

(4) 阻断突触前膜 β 受体,减少 NE 释放。

【临床应用】

主要用于高肾素型高血压、心输出量偏高型高血压和伴有心动过速、心绞痛、脑血管病的高血压。

【不良反应】

乏力、嗜睡、头晕、失眠、低血压、心动过缓。1 型糖尿病、支气管哮喘、末梢血管疾病(如雷诺综合征)、心动过缓、房室传导阻滞者等禁用。突然停药可产生反跳现象,应逐渐减量停药。

选择性 β_1 受体拮抗剂美托洛尔(metoprolol)、阿替洛尔(atenolol)的作用优于普萘洛尔,它们在小剂量时主要作用于心脏,对支气管的影响小,对于伴有阻塞性肺疾病患者相对安全些。

（三）α、β 受体拮抗剂

拉贝洛尔(labetalol,柳胺苄心定)

【药理作用及临床应用】

能阻断 α_1、β 受体。阻断 β_1 和 β_2 受体的作用比阻断 α_1 受体作用强,对 α_2 受体无作用。该药通过阻断 α_1 受体和 β 受体,降低外周血管阻力而产生降压作用。降压作用温和,对心输出量与心率影响较小,适用于各型高血压,静脉注射可治疗高血压危象。无严重不良反应。

四、钙通道阻滞剂

钙通道阻滞剂能抑制细胞外 Ca^{2+} 的内流,能松弛平滑肌,舒张血管,使血压下降。降血压时并不降低重要器官的血流量,不引起脂质代谢及葡萄糖耐受性的改变。

硝苯地平(nifedipine,心痛定)

【药理作用及临床应用】

小剂量即能产生快而强的降压作用,由于降压急剧持续而且时间短,血压波动大,对心、脑、肾等器官血流量影响较大。目前治疗高血压已不主张服用短效的钙通道阻滞剂,建议用硝苯地平缓释剂或控释剂,这两种制剂起效缓慢,降压平稳,维持时间长达 $12 \sim 24$ h,治疗效果优于普通制剂。常见不良反应有头痛、面部潮红、眩晕、心悸、踝部水肿等。

尼群地平(nitrendipine)

尼群地平为第二代钙通道阻滞剂,口服吸收良好,对血管的扩张作用较硝苯地平强,降压作用比硝苯地平持久,属于中效药物。适用于各型高血压和心绞痛的治疗。肝功能不良者宜慎用或减量。

氨氯地平(amlodipine)

氨氯地平为第三代钙通道阻滞剂,属于长效药物,口服起效缓慢,降压平稳,可减小血压波动的昼夜节律性。$t_{1/2}$为 40~50 h,每天服药 1 次即能持续降压 24 h。长期服用无严重的不良反应,目前是治疗高血压的常用药物。与噻嗪类利尿药、β 受体拮抗剂或血管紧张素转化酶抑制药合用效果更好。

五、交感神经抑制药

(一) 中枢性抗高血压药

中枢性抗高血压药作用于中枢 α_2 受体及咪唑啉受体,使外周交感神经活性降低而产生中等程度的降压作用。

可乐定(clonidine)

可乐定降压作用中等偏强,过去曾经广泛用于治疗 2 级高血压,它还能抑制胃肠道的分泌和运动,适用于高血压伴有溃疡病患者。由于口干、嗜睡、阳痿、反跳等不良反应严重,现已少用。现用于治疗偏头痛及吗啡类镇痛药物成瘾者的戒毒。

利美尼定(rilmenidine)和莫索尼定(moxonidine)

利美尼定和莫索尼定是第二代中枢性抗高血压药的代表药物。其对 I_1 咪唑啉受体的亲和力远大于 I_2 受体,因此,选择性较高,不良反应少,无显著的镇静作用,亦无反跳现象。长期用药也有良好的降压效果,并能逆转高血压患者的心肌肥厚。

(二) 神经节阻断药

神经节阻断药降压作用过强过快,不良反应严重,故现已少用,有时可用于重症高血压或高血压危象。代表药物有樟磺咪芬、美加明等。

(三) 抗去甲肾上腺素能神经末梢药

抗去甲肾上腺素能神经末梢药主要通过影响儿茶酚胺的储存及释放产生降压作用,如利血平(reserpine)及胍乙啶(guanethidine)。利血平作用弱,不良反应多,目前不单独应用。胍乙啶较易引起肾、脑血流量减少及水、钠潴留,主要用于重症高血压。

六、血管平滑肌扩张药

血管平滑肌扩张药直接扩张血管而产生抗高血压作用,不良反应较多,一般不单独用于治疗高血压,仅在利尿药、β 受体拮抗剂或其他抗高血压药无效时才加用该类药物。

肼屈嗪(hydralazine,肼苯哒嗪)

肼屈嗪为扩张小动脉的口服有效的抗高血压药,对肾、冠状动脉及内脏血管的扩张作用大

Note

于对骨骼肌血管的扩张作用,适用于中度高血压,常与其他抗高血压药合用。长期大剂量使用可引起红斑狼疮样综合征。

硝普钠(sodium nitroprusside,亚硝基铁氰化钠)

【药理作用】

直接松弛小动脉和静脉平滑肌,作用机制与硝酸酯类相似,通过产生 NO 增加血管平滑肌细胞内 cGMP 水平而使血管松弛。具有强效、速效、短效的降压特点。口服不吸收,静脉滴注给药约 30 s 即降压,但维持时间短,停药 5 min 内血压回升,通过调整滴速来控制血压水平。

【临床应用】

用于高血压急症的治疗和手术麻醉时控制性低血压,特别对伴有急性心肌梗死者或左心室功能衰竭的严重高血压患者有效,治疗高血压危象一般按 3 $\mu g/(kg \cdot min)$ 剂量滴注,通过调整滴注速度来维持血压于所需水平。

【不良反应】

长期大量输注或肾功能不全时,可引起硫氰酸盐蓄积中毒(表现为视物模糊、谵妄、眩晕、头痛、意识模糊、耳鸣、气短等),甲状腺功能减退,血压过低,可用硫代硫酸钠防治。用药超过 2 天要监测血浆硫氰酸盐浓度。严重肝肾功能不全时慎用。本药遇光易被破坏,静脉滴注的药液应新鲜配制和裹黑纸避光。

米诺地尔(minoxidil,长压定)

米诺地尔为钾通道开放剂,具有强大的小动脉扩张作用,口服吸收完全,能较持久地储存于小动脉平滑肌中。不良反应有水、钠潴留,心悸及多毛症。近年来证明本药可激活调节毛发杆蛋白的特殊基因而促进毛发杆的生长和成熟,故此药可用于治疗男性脱发。

另外,临床上现使用的钾通道开放剂吡那地尔(pinacidil)、莱马卡林(lemakalim)为一类新型抗高血压药,它们激活血管平滑肌细胞膜的 IK(ATP)而发挥降压作用。

第三节 抗高血压药的应用原则

高血压的治疗目的不仅是要控制血压于正常水平,更重要的是保护靶器官,减少并发症。目前高血压的治疗原则如下。

一、根据高血压程度选用药物

首选高血压治疗的一线用药,主要有利尿药(氢氯噻嗪)、ACEI、β受体拮抗剂及钙通道阻滞剂四大类,再配合非药物治疗如改善患者的生活方式及习惯来控制血压。根据高血压程度的不同,可参考表 11-2 选用药物。

表 11-2 根据高血压程度选药

高血压程度	选药原则
轻度高血压	非药物疗法(低盐、低脂肪饮食,控制体重等),效果不佳时使用降压作用温和、不良反应较少的抗高血压药,如氢氯噻嗪、ACEI、β受体拮抗剂、钙通道阻滞剂
中度高血压	二药联合应用,如氢氯噻嗪+β受体拮抗剂/ACEI/钙通道阻滞剂
重度高血压	三药联用,氢氯噻嗪+血管扩张药+β受体拮抗剂

二、根据并发症选药

（1）高血压合并心功能不全、心扩大者,宜用利尿药、卡托普利、哌唑嗪等,不宜用β受体拮抗剂。

（2）高血压合并肾功能不全者,宜用卡托普利、硝苯地平,禁用胍乙啶。

（3）高血压合并窦性心动过速、年龄在50岁以下者,宜用β受体拮抗剂。

（4）高血压合并消化性溃疡者,宜用可乐定或钙通道阻滞剂,不用利血平。

（5）高血压合并支气管哮喘、慢性阻塞性肺部疾病患者,不宜用β受体拮抗剂。

（6）高血压伴有糖尿病或痛风者,不宜用噻嗪类利尿药。

（7）高血压伴有精神抑郁者,不宜用利血平。

三、联合用药

临床上常将作用机制不同的药物联合应用,多数能起协同作用,可以提高疗效,降低不良反应。例如,将利尿药和β受体拮抗剂及血管扩张药合用,则可取长补短,提高疗效。常用的四类抗高血压药(利尿药、ACEI、β受体拮抗剂、钙通道阻滞剂)的任何两类药物都可联用。其中钙通道阻滞剂合用ACEI/β受体拮抗剂效果较好。

四、有效治疗、终生治疗

高血压治疗的目标血压是低于130/85 mmHg,有效治疗就是将血压控制在140/90 mmHg以下。高血压病因不明,无法根治,需要终生治疗,治疗期间不要自行停药或频繁改变治疗方案。

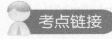 考点链接

王某,50岁,患高血压(2级)已2年,今日血压急剧升高(200/185 mmHg),伴剧烈头痛、恶心、呕吐、视物模糊、嗜睡。应首先考虑:患者是什么情况? 可选用什么药物进行治疗?

分析:应首先考虑高血压危象,高血压患者由于劳累、情绪波动、精神创伤等诱因,在或长或短的时间内使血压急剧升高,病情急剧恶化称为高血压危象。根据病情选择用药,以适宜的速度达到降压目的,其中以硝普钠最为理想。

【主要考点】

①抗高血压药物分类。

②ACEI降压的特点。

③高血压合并并发症的选药。

④常用抗高血压药的典型不良反应。

⑤抗高血压药的用药原则。

🔲 小 结

高血压是常见的心血管疾病。治疗高血压不仅要有效地降压,还要防止和逆转靶器官损伤。目前临床最常用的抗高血压药有五类:①利尿药;②肾素-血管紧张素系统抑制药;③肾上腺素能受体拮抗剂;④钙通道阻滞剂;⑤交感神经抑制药。在治疗中必须注意根据高血压的程度和并发症选用药物,联合用药,有效治疗和终生治疗,才能达到较好的治疗效果。

自测题

一、名词解释

首剂现象

二、填空题

血管紧张素Ⅰ转化酶抑制剂降低血压的作用机制是抑制_____酶,使_____的形成减少。

三、选择题

【A1型题】

1. 长期应用噻嗪类抗高血压的主要不良反应是(　　)。

A. 脱水　　　　　　　　　　B. 直立性低血压　　　　　　　　C. 嗜睡

D. 糖耐量降低,LDL增高　　　E. 反射性引起交感神经兴奋

2. 高血压伴心绞痛患者宜选用(　　)。

A. 硝苯地平　　B. 可乐定　　C. 肼屈嗪　　D. 氢氯噻嗪　　E. 卡托普利

3. 抗高血压效果好,能降低病死率的抗高血压药是(　　)。

A. 卡托普利　　B. 普萘洛尔　　C. 硝苯地平　　D. 拉贝洛尔　　E. 米诺地尔

4. 可引起首剂现象的抗高血压药是(　　)。

A. 哌唑嗪　　B. 硝普钠　　C. 二氮嗪　　D. 米诺地尔　　E. 卡托普利

5. 长期大剂量应用可引起全身性红斑狼疮综合征的抗高血压药是(　　)。

A. 哌唑嗪　　B. 硝普钠　　C. 肼屈嗪　　D. 阿替洛尔　　E. 美托洛尔

6. 可防止和逆转高血压患者血管壁增厚和心肌肥大的抗高血压药是(　　)。

A. 利尿药　　　　　　　B. 钙通道阻滞剂　　　　　　C. α受体拮抗剂

D. ACEI　　　　　　　　E. β受体拮抗剂

7. 下列最易致精神抑郁的药物是(　　)。

A. 可乐定　　B. 胍乙啶　　C. 利血平　　D. 硝苯地平　　E. α-甲基多巴

8. 高血压伴溃疡病患者不宜用(　　)。

A. 可乐定　　B. 硝苯地平　　C. 氢氯噻嗪　　D. α-甲基多巴　　E. 利血平

9. 高血压伴冠心病患者不宜用(　　)。

A. 卡托普利　　B. 硝普钠　　C. 普萘洛尔　　D. 肼屈嗪　　E. 硝苯地平

10. 高血压伴有糖尿病的患者不宜用(　　)。

A. 噻嗪类　　　　　　　　　　　　B. 血管扩张药

C. 血管紧张素Ⅰ转化酶抑制剂　　　D. 神经节阻断药

E. 中枢性抗高血压药

【A2型题】

11. 师某,男,56岁。突感心悸、气促,咳粉红色泡沫痰,BP 195/90 mmHg,HR 136次/分。此时应备好下列哪组药物?(　　)

A. 毛花苷丙、硝酸甘油、异丙肾上腺素　　　B. 硝普钠、毛花苷丙、地西泮

C. 硝普钠、普萘洛尔、毒毛花苷K　　　　　D. 胍乙啶、毛花苷丙、酚妥拉明

E. 毛花苷丙、多巴胺、硝酸甘油

【A3型题】

(12~13题共用题干)

石某,男,35岁。近半年来,血压升高较快,伴有心悸、多汗、头痛、烦躁等,上周出现视物

模糊征象,来诊。查体:BP 262/127 mmHg,HR 180 次/分,心浊音界向左下扩大。

12. 该患者可能是(   )。

A.1 级高血压   B.2 级高血压   C.3 级高血压   D.高血压危象   E.高血压脑病

13. 可首选下列哪种药物治疗?(   )

A.卡托普利   B.硝普钠   C.普萘洛尔   D.肼屈嗪   E.硝苯地平

(胡鹏飞　魏友利)

第十二章 利尿药和脱水药

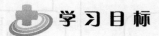

学习目标

掌握利尿药、脱水药的药理作用、临床应用及不良反应。

案例引导

张某,男,70岁,患原发性高血压10余年,常出现下肢浮肿,2天前突然出现呼吸困难,伴咳嗽,咳出粉红色泡沫样痰,烦躁不安,口唇发绀,大汗淋漓,诊断为"急性肺水肿"。

思考题:

1. 急性肺水肿最好选用什么药?
2. 用药时注意什么?

【引言】

过多的液体在组织间隙或体腔中积聚称为水肿(图12-1)。水肿常按其原因而命名,如肾性水肿、肝性水肿、心性水肿、营养性水肿等。利尿药和脱水药是如何消除水肿的呢?用药时应注意什么?

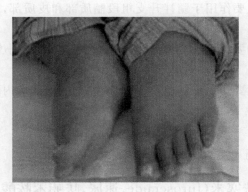

图 12-1　水肿

第一节　利　尿　药

利尿药是一类选择性作用于肾脏,能促进水和电解质排出,增加尿量的药物。临床上主要用于治疗各种原因引起的水肿,也用于非水肿性疾病如高血压、心功能不全、尿崩症、高钙血症等的治疗。

一、利尿药作用基础

尿液的生成包括肾小球滤过、肾小管和集合管的重吸收与分泌。目前临床上用的利尿药主要通过影响肾小管和集合管的重吸收与分泌而产生利尿作用。尿液的生成过程及各类利尿药的作用部位见图12-2。

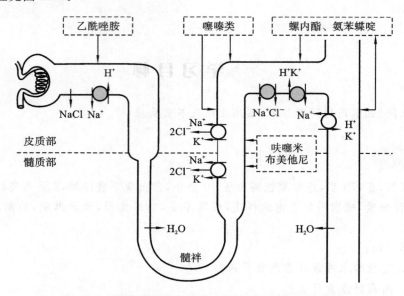

图 12-2　尿液的生成过程及利尿药的作用部位示意图

二、利尿药的分类

常用利尿药按作用部位及效能分为三类。

1. 高效能利尿药　主要作用于髓袢升支粗段髓质部和皮质部，如呋塞米、依他尼酸、布美他尼等。

2. 中效能利尿药　主要作用于髓袢升支粗段皮质部和远曲小管起始部，如噻嗪类、氯噻酮等。

3. 低效能利尿药　主要作用于远曲小管后部和集合管，如螺内酯、氨苯蝶啶等。

三、常用的利尿药

（一）高效能利尿药

呋塞米(furosemide,速尿,呋喃苯胺酸)

【药理作用】

1. 利尿作用　主要作用于髓袢升支粗段髓质部和皮质部，抑制 Na^+-K^+-$2Cl^-$ 同向转运系统，减少 NaCl 的重吸收，降低肾脏对尿液的稀释和浓缩作用，从而产生利尿作用。其作用迅速、强大、短暂。

2. 扩张血管　扩张肾血管，增加肾血流量，对受损的肾脏具有保护作用。

【临床应用】

1. 严重水肿　临床上用于治疗其他药物无效的各种严重水肿，一般水肿不用。

2. 急性肺水肿和脑水肿　呋塞米是急性肺水肿的首选药，静脉注射呋塞米能扩张容量血管,减少回心血量,减轻心脏负荷,迅速缓解症状。对于脑水肿患者,由于大量排尿,血液浓缩,血浆渗透压升高有助于消除脑水肿,与脱水药合用效果更佳。

3. 急性肾功能衰竭 迅速而强大的利尿作用使阻塞的肾小管得到冲洗,防止肾小管萎缩、坏死;同时扩张肾血管,增加肾血流量及肾小球滤过率,增加尿量。

4. 加速毒物排泄 药物急性中毒时,配合输液,加速毒物经肾脏排泄。

【不良反应和注意事项】

1. 水、电解质紊乱 表现为低血容量、低血钾、低血钠、低血镁、低氯性碱中毒等。其中低血钾最常见,低血钾诱发强心苷中毒,故注意补钾或与保钾利尿药合用。

知识链接

低血钾的危害

低血钾的主要危害是造成神经肌肉系统和心血管系统功能障碍,突出的表现为四肢酸软无力,出现不同程度的迟缓瘫痪,以下肢为先,并重于上肢,肌张力减弱,腱反射减退,同时可伴心悸、胸闷腹胀、胃纳差、恶心等症状,严重者还可能引起呼吸困难、呼吸肌麻痹、严重心律失常等。

2. 耳毒性 长期大剂量用药可引起眩晕、耳鸣、听力减退或耳聋。避免与氨基糖苷类等损害听力的药物合用。

3. 高尿酸血症 竞争性地抑制尿酸的排泄,使血中尿酸浓度升高,诱发痛风。

4. 胃肠道反应 恶心、呕吐、腹痛、腹泻等,宜餐后服用。

5. 其他 少数患者出现粒细胞减少,血小板减少,长期应用可引起高血脂、高血糖等。依他尼酸与呋塞米相似,耳毒性等不良反应严重,故临床上少用。布美他尼作用强,不良反应较轻。

(二) 中效能利尿药

中效能利尿药包括噻嗪类药物和氯噻酮。噻嗪类药物有氢氯噻嗪、环戊噻嗪、氢氟噻嗪等。其中氢氯噻嗪最常用。

氢氯噻嗪(hydrochlorothiazide,双氢克尿塞)

【药理作用和临床应用】

1. 利尿作用 抑制髓袢升支粗段的皮质部和远曲小管起始部 Na^+-Cl^- 同向转运系统产生温和、持久的利尿作用。用于各种原因引起的水肿,是轻、中度水肿的常用药物。

2. 抗利尿作用 明显减少尿崩症患者的尿量。用于治疗肾性尿崩症及加压素无效的垂体性尿崩症。

3. 抗高血压作用 通过排钠利尿而降低血容量的同时降低外周血管阻力产生温和持久的降压作用。常作为基础抗高血压药,与其他抗高血压药合用治疗各型高血压。

【不良反应和注意事项】

1. 水和电解质紊乱 长期应用可致低血钾、低血钠、低氯性碱中毒、高血钙等。其中低血钾最为常见,应注意补钾或与保钾利尿药合用。

2. 高尿酸血症 血中尿酸浓度升高,诱发痛风。

3. 其他 抑制胰岛素的分泌和抑制外周组织对葡萄糖的利用,从而升高血糖。长期应用升高血液中三酰甘油、胆固醇和低密度脂蛋白,高脂血症患者慎用。

尿　崩　症

尿崩症(diabetes insipidus)是指血管升压素(vasopressin，VP)(又称抗利尿激素(antidiuretic hormone，ADH))分泌不足(又称中枢性或垂体性尿崩症)，或肾脏对血管升压素反应缺陷(又称肾性尿崩症)而引起的一组症候群，其特点是多尿、烦渴、低比重尿和低渗尿。24 h尿量可达5～10 L。因低渗性多尿，血浆渗透压常轻度升高，因而兴奋口渴中枢，患者因烦渴而大量饮水。

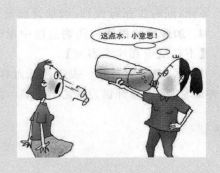

尿崩症常用血管升压素替代治疗，还可以用氯磺丙脲及噻嗪类利尿药来进行治疗。对继发性尿崩症应先进行病因治疗，如不能根治也可考虑药物治疗。

(三) 低效能利尿药

螺内酯(spironolactone，安体舒通)

【药理作用和临床应用】

螺内酯的化学结构与醛固酮相似，与醛固酮竞争受体，拮抗其作用，产生保钾排钠利尿作用，其利尿作用与体内醛固酮的浓度有关，当体内醛固酮水平升高时其利尿作用增强。常用于治疗与醛固酮增多有关的顽固性水肿，如肝硬化、心功能不全、肾病综合征等引起的水肿。

【不良反应和注意事项】

1. 高血钾　长期应用可引起高血钾，肾功能不全患者和高钾血症患者禁用。

2. 性激素样作用　长期应用导致男性乳房发育和性功能障碍，女性多毛、月经不调等，停药后自行消失。

醛固酮(aldosterone)

醛固酮是一种类固醇类激素(盐皮质激素家族)，主要作用于肾脏，进行钠离子及水分的再吸收。醛固酮为肾素-血管紧张素系统的一部分。

醛固酮是人体内调节血容量的激素，通过调节肾脏对钠离子的重吸收，维持水盐平衡。醛固酮是调节细胞外液容量和电解质的激素，醛固酮的分泌，是通过肾素-血管紧张素系统实现的。当细胞外液容量下降时，刺激肾小球旁细胞分泌肾素，激活肾素-血管紧张素-醛固酮系统，醛固酮分泌增加，使肾脏重吸收钠离子增加，进而引起水重吸收增加，细胞外液容量增多；相反细胞外液容量增多时，通过上述相反的机制，使醛固酮分泌减少，肾重吸收钠离子和水减少，细胞外液容量下降。血钠降低、血钾升高同样刺激肾上腺皮质，使醛固酮分泌增加。

氨苯蝶啶(triamterene)

通过直接抑制远曲小管和集合管的 K^+ - Na^+ 交换，产生保钾排钠利尿作用。还能促进尿酸的排泄。常与高效能或中效能利尿药合用治疗各种水肿,特别适用于痛风患者。长期服用可引起高血钾,肾功能不全患者慎用。

第二节 脱 水 药

脱水药是一类静脉注射后能迅速提高血浆渗透压,使组织脱水的药物,又称渗透性利尿药。本类药物具有以下共同特点:①静脉注射后不易透过血管进入组织;②易被肾小球滤过,但不被肾小管重吸收;③在体内不被或少被代谢。常用的药物有甘露醇、山梨醇、高渗葡萄糖。

甘露醇(mannitol)

【药理作用和临床应用】

1. 脱水作用 20%的高渗溶液静脉注射后迅速提高血浆渗透压,使组织脱水,是临床上治疗脑水肿的首选药。也可降低眼压,用于治疗青光眼。

2. 利尿作用 静脉注射后增加血容量,扩张肾血管,提高肾血流量和肾小球滤过率,产生渗透性的利尿作用。通过脱水和利尿作用,冲洗肾小管,防止肾小管萎缩、坏死。用于防治急性肾功能衰竭。

3. 导泻作用 口服不吸收,产生导泻作用。用于食物、药物中毒导泻,便秘或胃肠术前准备。

【不良反应和注意事项】

(1)用药前检查,若有结晶析出,将制剂瓶放在温水中待结晶溶解后才可使用。

(2)静脉注射时药液外漏会引起皮下水肿或局部组织坏死。一旦外漏,更换注射部位,局部用50%的硫酸镁热敷,或0.25%普鲁卡因局部封闭。

(3)快速静脉注射,因血容量迅速增加,加重心脏负荷,故心功能不全的患者禁用。

(4)颅内活动性出血者禁用,以免颅内压迅速下降而加重出血。

山梨醇(sorbitol)

山梨醇是甘露醇的同分异构体,临床上常用25%的高渗溶液。作用与甘露醇相似。在体内部分转化为果糖,疗效不如甘露醇。

葡萄糖(glucose)

50%的高渗葡萄糖溶液静脉注射可产生利尿和脱水作用,但葡萄糖能进入组织,易被代谢利用,故作用弱且维持时间短。单用易产生反跳现象,一般与甘露醇交替使用。

考点链接

某心功能不全的患者,伴有全身性水肿,医生开下列处方。请分析是否合理。

地高辛片 0.25 mg×24

用法:0.25 mg,一日一次,口服

氢氯噻嗪 25 mg×48

用法:25 mg,一日两次,口服

氯化钾 0.25 g×24

用法:0.25 g,一日一次,口服

分析:合理。地高辛加强心肌收缩力而改善心功能,是治疗心功能不全常用药物,为减轻水肿而合用氢氯噻嗪,但后者引起低血钾诱发地高辛中毒,因此补钾预防低血钾诱发地高辛中毒。

【主要考点】

①呋塞米的临床应用及用药注意事项。

②氢氯噻嗪的作用及临床应用。

③甘露醇的临床应用。

小 结

呋塞米主要用于治疗严重水肿,是急性肺水肿的首选药,有耳毒性,避免与氨基糖苷类抗生素合用。氢氯噻嗪有利尿、抗利尿和降血压的作用。高效能和中效能利尿药均可引起低血钾,与强心苷类药物合用时应注意补钾。螺内酯主要用于与醛固酮增多有关的顽固性水肿。螺内酯和氨苯蝶啶为保钾利尿药,长期用药引起高血钾,肾功能不全者禁用。甘露醇是脑水肿的首选药,也用于治疗青光眼,颅内活动性出血者和心功能不全者禁用。

自 测 题

一、名词解释

1.利尿药   2.脱水药

二、填空题

1. 氢氯噻嗪的药理作用有_____、_____、_____。

2. 常用的脱水药有_____、_____、_____等。

三、选择题

【A1 型题】

1. 呋塞米的不良反应不包括(   )。

A.高血镁   B.高尿酸血症 C.低血钾   D.耳毒性   E.低氯性碱中毒

2. 治疗与醛固酮增多有关的水肿的首选药物是(   )。

A.氢氯噻嗪 B.呋塞米   C.甘露醇   D.螺内酯   E.氨苯蝶啶

3. 呋塞米不宜与下列哪种抗生素合用?(   )

A.头孢菌素 B.链霉素   C.青霉素   D.红霉素   E.四环素

4. 下列不属于呋塞米临床用途的是(   )。

A.急性肺水肿 B.肝性水肿   C.尿崩症   D.肾性水肿   E.心性水肿

5. 可用于治疗尿崩症的利尿药是(   )。

A.呋塞米   B.氢氯噻嗪 C.螺内酯   D.氨苯蝶啶 E.乙酰唑胺

6. 对切除肾上腺的动物无利尿作用的药物是(   )。

A.呋塞米   B.氢氯噻嗪 C.螺内酯   D.氨苯蝶啶 E.乙酰唑胺

7. 伴有糖尿病的水肿患者,不宜用(   )。

A.呋塞米   B.氢氯噻嗪 C.螺内酯   D.氨苯蝶啶 E.乙酰唑胺

【A2 型题】

8. 阿某,女,17 岁,因过量服用巴比妥类药物 1 h 后昏迷,血压下降,医生进行对症治疗的同时,给予呋塞米静脉注射,其目的是(　　)。

　　A.拮抗巴比妥类药物引起的中枢抑制　　　B.加速巴比妥类药物随尿排出

　　C.防治由于药物中毒引起的急性肾功能衰竭　　D.预防水肿的出现

　　E.以上都不正确

　　9.德某,男,30岁,2天前骑摩托车摔伤后,头痛、呕吐,伴有躁动、打瞌睡、昏迷等症状,去医院就诊,诊断为"颅脑外伤、脑水肿"。下列降低颅内压的药物合适的是(　　)。

　　A.呋塞米　　B.氢氯噻嗪　　C.螺内酯　　D.甘露醇　　E.50%葡萄糖

【A3 型题】

(10~11 题共用题干)

　　费某,女,56岁,心悸、气短4年多,半年前上述症状开始加重,还出现下肢浮肿,来医院就诊,诊断为"慢性充血性心力衰竭"。

　　10.该患者不能用的药物是(　　)。

　　A.呋塞米　　　B.氢氯噻嗪　　C.螺内酯　　D.甘露醇　　E.环戊噻嗪

　　11.用下列药物,诱发强心苷中毒的是(　　)。

　　A.呋塞米　　　B.甘露醇　　　C.螺内酯　　D.氨苯蝶啶　　E.乙酰唑胺

【A4 型题】

(12~13 题共用题干)

　　格某,患原发性高血压多年,几天前突然出现呼吸困难,伴咳嗽,咳出粉红色泡沫样痰,诊断为"急性肺水肿"。

　　12.急性肺水肿的首选药是(　　)。

　　A.氢氯噻嗪　　B.螺内酯　　C.布美他尼　　D.氨苯蝶啶　　E.呋塞米

　　13.该患者用呋塞米治疗1周后出现食欲不振、心悸、全身软弱无力等症状,其原因是呋塞米引起(　　)。

　　A.低血镁　　　B.低血钠　　　C.低血钾　　D.高血钙　　E.高尿酸血症

四、简答题

1.举例说明利尿药物分哪几类。

2.简述氢氯噻嗪的作用和临床应用。

(黄燕娟　吴　樱)

111

第十三章　作用于血液系统的药物

【引言】

【引言】

血液系统参与机体的多种生理功能,如营养物质和气体的转运、生理性凝血和抗凝血等,一旦血细胞的数量和功能出现异常或生理性凝血系统和抗凝系统这一对相互制约的平衡被打破,机体就会出现血细胞减少症、出血或血栓形成性疾病,需根据病情需要选择不同药物治疗。

第一节　抗贫血药

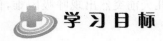

学习目标

掌握抗贫血药的药理作用、临床应用及不良反应。

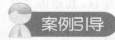

张某,男,11个月。出生后一直奶粉喂养,未添加辅食,因发育迟缓、易烦躁就诊。体检:营养差,皮肤、黏膜苍白,毛发干枯,指甲扁平无光泽,右手中指、无名指呈勺状。辅助检查:血红蛋白70 g/L,红细胞$3.5×10^{12}$/L。诊断:营养性缺铁性贫血。

铁制剂

铁制剂代表药物有硫酸亚铁(ferrous sulfate)、枸橼酸铁铵(ferric ammonium citrate)、右旋糖酐铁(iron dextran)。

【体内过程】

口服铁剂或食物中的铁均以亚铁离子(Fe^{2+})的形式在十二指肠和空肠上段被吸收。许多因素可以影响铁的吸收,主要有:①胃酸、维生素 C、食物中果糖、半胱氨酸等促进 Fe^{3+} 转化为 Fe^{2+},有助于铁的吸收;②胃酸缺乏及食物中高磷、高钙、鞣酸或药物四环素等物质,可妨碍铁的吸收。吸收后 Fe^{2+} 氧化为 Fe^{3+},与转铁蛋白结合运至肝、脾、骨髓等组织利用和储存,随脱落的肠黏膜细胞、胆汁、尿液等排出体外。

【药理作用】

铁是合成血红蛋白必不可少的原料,缺铁时,血红蛋白减少,由于 DNA 合成并未受到影响,所以原红细胞分裂增殖正常,因此红细胞的数量变化不大,但体积缩小,颜色变浅,故称为小细胞低色素性贫血,即缺铁性贫血(图 13-1)。铁剂进入体内吸收进入骨髓,首先吸附于有核红细胞膜上,然后进入细胞内线粒体,与原卟啉结合形成血红素,再与珠蛋白结合形成血红蛋白。

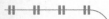

Note

【临床应用】

铁制剂用于各种原因导致的缺铁性贫血的预防和治疗。用药 1 周后,血液中网织红细胞即可上升,10～14 天达高峰,2～4 周血红蛋白明显增加,1～3 个月可恢复正常。为恢复体内铁的储备,血红蛋白恢复正常后尚需减少一半剂量继续服药 2～3 个月。

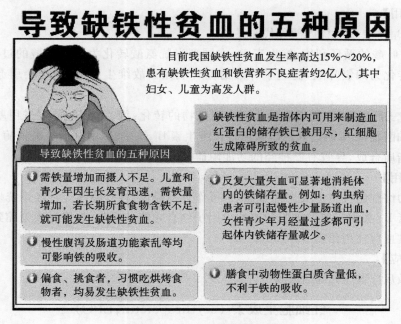

导致缺铁性贫血的五种原因

目前我国缺铁性贫血发生率高达15%～20%,患有缺铁性贫血和铁营养不良症者约2亿人,其中妇女、儿童为高发人群。

缺铁性贫血是指体内可用来制造血红蛋白的储存铁已被用尽,红细胞生成障碍所致的贫血。

导致缺铁性贫血的五种原因

需铁量增加而摄入不足。儿童和青少年因生长发育迅速,需铁量增加,若长期所食食物含铁不足,就可能发生缺铁性贫血。

反复大量失血可显著地消耗体内的铁储存量。例如:钩虫病患者可引起慢性少量肠道出血,女性青少年月经量过多都可引起体内铁储存量减少。

慢性腹泻及肠道功能紊乱等均可影响铁的吸收。

偏食、挑食者,习惯吃烘烤食物者,均易发生缺铁性贫血。

膳食中动物性蛋白质含量低,不利于铁的吸收。

图 13-1 缺铁性贫血的原因

【不良反应】

(1) 胃肠道症状:口服铁剂可引起恶心、腹痛、腹泻等胃肠道刺激症状,饭后服用可以减轻。因铁与肠腔中硫化氢结合,减轻了硫化氢对肠壁的刺激而导致便秘。

(2) 中毒症状:小儿误服 1 g 铁剂即可引起急性中毒,表现为坏死性胃肠炎、呕吐、腹痛、血性腹泻、休克、昏迷等,误服 2 g 可导致死亡。急救措施为用磷酸盐或碳酸盐溶液洗胃,并向胃内注入特殊解毒剂去铁胺以结合残留的铁。

叶酸(folic acid)

叶酸为 B 族维生素,广泛存在于动、植物性食物中,在动物肝脏、绿叶蔬菜中含量较高。

【药理作用】

叶酸被吸收后在体内被还原为四氢叶酸(THFA),作为一碳单位的传递体参与蛋白质和核酸的合成过程。当叶酸缺乏时,红细胞中的 DNA 合成受阻,细胞分裂减缓,导致红细胞数量减少,且停留于幼稚阶段,但对 RNA 和蛋白质的合成影响较少,故称为巨幼红细胞性贫血。

【临床应用】

叶酸用于各种原因所致的巨幼红细胞性贫血,常与维生素 B_{12} 合用。二氢叶酸还原酶抑制剂(如氨甲蝶呤、乙胺嘧啶、甲氧苄啶等)所致巨幼红细胞性贫血,应用叶酸无效,需用甲酰四氢叶酸治疗。维生素 B_{12} 缺乏所致恶性贫血,大剂量叶酸可纠正血常规,但不能改善神经症状。

【不良反应】

较少,偶见过敏反应。

Note

维生素 B_{12}（vitamin B_{12}）

维生素 B_{12} 为一组含钴维生素的总称，是细胞分裂和维持神经组织髓鞘完整所必需的物质。

【药理作用】

维生素 B_{12} 主要参与体内两种代谢过程。

（1）促进叶酸的循环利用：维生素 B_{12} 在同型半胱氨酸转化为甲硫氨酸的过程中，将 5-甲基四氢叶酸转化为四氢叶酸，促进了叶酸的循环利用。故维生素 B_{12} 缺乏会引起叶酸缺乏的症状。

（2）参与三羧酸循环，促进脂肪代谢中间产物的转化：维生素 B_{12} 能促进甲基丙二酰辅酶 A 转化为琥珀酰辅酶 A 而进入三羧酸循环。维生素 B_{12} 缺乏时，甲基丙二酰辅酶 A 堆积，影响神经髓鞘的脂质合成，导致有髓神经的功能障碍。

【临床应用】

用于巨幼红细胞性贫血及恶性贫血，也可作为神经炎、神经萎缩等神经系统疾病的辅助治疗。因维生素 B_{12} 必须与胃壁细胞分泌的内因子结合才能被吸收，故胃黏膜萎缩致内因子缺乏引起的恶性贫血应注射给药。

【不良反应】

偶发过敏反应甚至过敏性休克。

红细胞生成素（erythropoietin，EPO）

红细胞生成素是肾脏分泌的造血糖蛋白，现通过基因工程合成。能刺激红系干细胞的增殖、分化和成熟，促使网织细胞从骨髓中释出。同时红细胞生成素还能稳定红细胞膜，增强其抗氧化能力。临床主要用于慢性肾功能不全、肿瘤化疗及艾滋病药物治疗等引起的贫血。不良反应有血压上升，偶见注射部位血栓形成以及血钾升高等。

第二节 抗凝血药和促凝血药

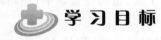

掌握抗凝血药、促凝血药的药理作用、临床应用及不良反应。

案例引导

李某，女，30岁，因风湿性关节炎于 2 年前行瓣膜置换术，之后常服用华法林药物，2 天前，因感冒服用阿司匹林后出现皮下血肿和关节出血。试分析出血原因及治疗措施。

【引言】

生理情况下，生理性凝血系统和抗凝系统维持着动态平衡，使血液既不溢出血管，也不凝集成块，一旦平衡被打破，就可能引起疾病。血液凝固-纤溶过程如图 13-2 所示。

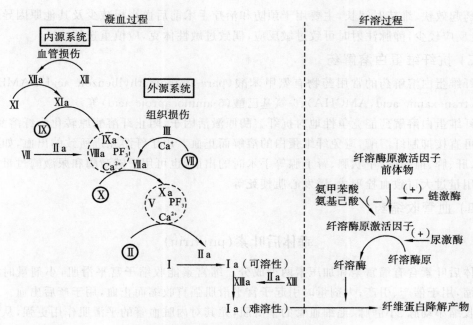

凝血过程

内源系统
血管损伤

XIIa ← XII

XI
  XIa
  IXa
IX

VII —IIa→ VIIIa PF₃
  Ca²⁺ VIIa

X
  Va
  PF₃
  Ca²⁺

II

I —IIa→ Ia（可溶性）
  XIIIa ← IIa XIII
  Ia（难溶性）

外源系统
组织损伤

III
Ca⁺
VII

纤溶过程

纤溶酶原激活因子前体物

氨甲苯酸
氨基己酸 （－） （＋） ← 链激酶

纤溶酶原激活因子
（＋） ← 尿激酶

纤溶酶 纤溶酶原

纤维蛋白降解产物

图 13-2 血液凝固-纤溶过程

一、促凝血药

促凝血药是通过加快血液凝固、抑制纤维蛋白溶解、降低毛细血管通透性而制止出血的药物。

（一）促进凝血因子生成药

维生素 K(vitamin K)

维生素 K 包括维生素 K_1、维生素 K_2、维生素 K_3、维生素 K_4，其中维生素 K_1、维生素 K_2 为脂溶性,分别从植物中提取和由肠道细菌合成,吸收时需要胆汁的辅助;维生素 K_3、维生素 K_4 为水溶性,为人工合成品,吸收不需要胆汁的辅助。

【药理作用和临床应用】

1. 促进凝血因子的合成 维生素 K 作为辅酶参与凝血因子 II、VII、IX、X 的 γ-羧化过程。当维生素 K 缺乏时,凝血因子 II、VII、IX、X 的合成停留于前体状态,导致凝血障碍,引起出血。可用于:①维生素 K 缺乏引起的出血,如阻塞性黄疸、胆瘘、慢性腹泻所致出血,新生儿出血,长期应用广谱抗生素后导致的出血。②维生素 K 的拮抗剂,如香豆素类、水杨酸类药物过量所致的出血。但对肝硬化或晚期肝癌患者的出血疗效不佳。

2. 解痉作用 维生素 K_1 和维生素 K_3 肌内注射有解痉、止痛作用,可用于缓解胆绞痛。

【不良反应】

本药毒性较低,但在静脉注射维生素 K_1 时可致面部潮红、出汗、血压下降、胸闷甚至休克,故除严重出血外,多采用肌内注射。口服维生素 K_3、维生素 K_4 时,可致恶心、呕吐等胃肠道症状,饭后服药可减轻。葡萄糖-6-磷酸脱氢酶缺乏症的患者用此药易诱发急性溶血。

（二）促进血小板生成药

酚磺乙胺(etamsylate)

酚磺乙胺又名止血敏,能促进血小板的生成、聚集和黏附,降低毛细血管的通透性,减少渗血。本药起效快、维持时间长,主要用于预防和治疗手术前后血小板减少及其他原因导致的出血,不良反应较少,静脉注射时可致过敏反应,偶致过敏性休克,应慎重选用。

(三)抗纤维蛋白溶解药

抗纤维蛋白溶解药的常用药物有氨甲苯酸(para-aminomethylbenzoic acid,PAMBA)、氨甲环酸(tranexamic acid,AMCHA)、6-氨基己酸(6-aminocaproic acid)等。

抗纤维蛋白溶解药能竞争性地对抗纤溶酶原激活因子,阻止纤溶酶原转化为纤溶酶,高浓度时也可直接抑制纤溶酶,避免纤维蛋白的溶解而止血。用于纤溶亢进所致的出血,如产后出血及肺、肝、脾、前列腺、甲状腺、肾上腺等手术时的出血,也可用于链激酶和尿激酶过量所致的出血。用量过大可致血栓形成,诱发心肌梗死等。

(四)血管收缩药

垂体后叶素(pituitrin)

垂体后叶素含有缩宫素和加压素两种成分。缩宫素能收缩子宫平滑肌,小剂量时引起节律性收缩,用于催产、引产;大剂量时引起子宫平滑肌强直收缩而止血,用于产后出血。加压素能直接收缩小动脉、小静脉、毛细血管的平滑肌,尤其对内脏血管的平滑肌作用更强,从而降低门静脉及肺循环内的压力,血流减慢,血管破损处易于形成血栓而止血。临床主要用于肺咯血及门静脉高压导致的出血。因本药口服时易被破坏,故常静脉给药,注射过快时可致面色苍白、出汗、心慌、腹痛等,故应缓慢注射。

二、抗凝血药

抗凝血药是能抑制凝血过程而阻止血液凝固的药物,用于防治血栓形成性疾病。

肝素(heparin)

肝素口服无效,常静脉给药。药用肝素是从动物体内提取而得。

【药理作用】

1. 抗凝血 肝素在体内、体外均有强大的抗凝作用。静脉注射后,立即起效。其作用机制是明显增强了抗凝血酶Ⅲ的作用,抗凝血酶Ⅲ是血浆中的一种生理性抗凝剂,能灭活多种活化的凝血因子,尤其是对凝血酶及凝血因子Ⅸa、Ⅹa、Ⅺa、Ⅻa灭活作用更强。

2. 抗血栓 肝素能减少血小板的黏附和聚集,抑制血栓形成。

3. 降脂作用 肝素能使血管内皮细胞释放脂蛋白酶,降低血脂。

【临床应用】

1. 血栓栓塞性疾病 用于急性心肌梗死、脑血栓形成及深部静脉血栓、肺栓塞等的治疗,可防止血栓的形成与扩大。

2. 弥散性血管内凝血(DIC) 用于各种原因引起的DIC的早期治疗,但蛇咬伤所致的DIC除外。

3. 其他 用于心血管手术、心脏导管检查、血液透析等的抗凝。

【不良反应】

1. 自发性出血 肝素毒性较低,但过量时可导致自发性出血,表现为关节腔积血、皮肤黏膜出血、伤口出血等。一旦发生,应立即停药,并缓慢静脉注射肝素解毒药鱼精蛋白(1 mg鱼精蛋白可中和100 U肝素),每次剂量不超过50 mg。

2. 过敏反应 偶可引起皮疹、发热、哮喘等。

3. 其他 连续用药3～6个月,可引起骨质疏松甚至自发性骨折。

【禁忌证】

有出血倾向、消化性溃疡、外伤、手术后、产后患者均禁用肝素。

知识链接

鱼精蛋白

鱼精蛋白是从鱼类新鲜成熟精子中提取的一种碱性蛋白质的硫酸盐,用于因注射肝素过量所引起的出血,无其他药品可替代。鱼精蛋白主要在鱼类(如蛙鱼、鳟鱼、鲱鱼等)成熟精子细胞核中作为和DNA结合的核精蛋白存在。

2011年7月底开始,南京、武汉、南通等地鱼精蛋白纷纷告急,很多心脏病手术被迫停止。广州、上海等大城市的主要医院,暂时还可供应现有的心外科手术用量。鱼精蛋白紧缺是由生产减少、利润低所导致,从技术方面来讲,鱼精蛋白只能从鱼的精子中提取,不能化学合成,所以限制了产量。

低分子量肝素(LMWH)

低分子量肝素为普通肝素的降解产物,常用的药物包括替地肝素和依诺肝素等。与普通肝素相比低分子量肝素给药方便,皮下注射有效,作用强,尤其对Ⅹa抑制作用更明显。依诺肝素还有溶解新鲜血栓的作用,用于预防和治疗血栓形成性疾病。

香豆素类

主要有双香豆素(dicoumarol)、华法林(warfarin,苄丙酮香豆素)和新抗凝(acenocoumarol,醋硝香豆素)。本类药物口服有效,故称口服抗凝药。

【药理作用】

香豆素类药物是维生素K的拮抗剂,能抑制凝血因子Ⅱ、Ⅶ、Ⅸ、Ⅹ的生物合成,只在体内抗凝,在体外无效,对已形成的上述凝血因子无抑制作用,故起效慢,用药12～24 h才发挥作用,维持时间长,停药后维持3～4日。

【临床应用】

1. 防治血栓形成性疾病 因起效缓慢,应先与肝素合用,1～3日起效后停用肝素。

2. 预防术后血栓形成 用于髋关节固定术、人工心脏瓣膜置换术等手术后防止静脉血栓形成。

【不良反应】

口服过量时易发生自发性出血,常见鼻黏膜出血、牙龈出血、内脏及皮肤淤斑等,应立即停药并用维生素K对抗。

枸橼酸钠(sodium citrate)

【药理作用和临床应用】

枸橼酸钠为体外抗凝剂,其中的枸橼酸根离子与血浆中的Ca^{2+}络合,使血浆中Ca^{2+}减少,凝血过程终止。但在体内无抗凝作用。因此仅用于体外血液保存,一般每100 mL全血中加入2.5%的枸橼酸钠10 mL,可防止血液凝固。

【不良反应】

输血速度过快或输血量大(＞1000 mL),机体不能及时氧化枸橼酸根离子,引起血液中Ca^{2+}降低,导致手足抽搐、心功能不全、血压降低等。

第三节　纤维蛋白溶解药

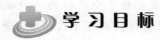

学习目标

掌握纤维蛋白溶解药、抗血小板药的药理作用、临床应用及不良反应。

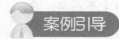

案例引导

患者,男,56岁。右侧肢体麻木1个月,不能活动伴嗜睡2 h。患者呈嗜睡状态。右侧鼻唇沟浅,伸舌偏右,右侧上下肢肌力为0级,右侧腱反射低,右侧巴氏征(+)。诊断结果为脑栓塞。应用何种方法治疗?

链激酶(streptokinase,SK)

【药理作用和临床应用】

链激酶是β-溶血性链球菌产生的一种蛋白质,能激活纤溶酶原激活因子,促使纤溶酶原转变成纤溶酶,溶解纤维蛋白,发挥溶栓作用。对急性期(6 h内)的血栓溶解效果好,对已机化的血栓无溶解作用。用于急性血栓栓塞性疾病,如心肌梗死、脑血栓形成等。能使梗死血管重建,血流再通。须早期用药,血栓形成不超过6 h疗效较好。

【不良反应】

链激酶具有抗原性,可引起过敏反应,大量快速注射可引起自发性出血,一旦出现可用氨甲苯酸止血。活动性出血3个月内、有脑出血或近期手术史者禁用。

尿激酶(urokinase,UK)

尿激酶是自健康人的新鲜尿液中提取的一种蛋白水解酶,能直接激活纤溶酶原,使之转化为纤溶酶而起效。临床应用同链激酶,对脑栓塞疗效明显。因无抗原性,常用于链激酶过敏或耐受者。不良反应偶见发热、头痛,亦可导致自发性出血。

组织型纤溶酶原激活剂(tissue-type plasminogen activator,t-PA)

t-PA为第二代溶栓药,内源性t-PA由血管内皮产生,药用的由DNA重组技术制备。对与纤维蛋白结合的纤溶酶原有选择性激活作用,故对血栓部位有一定选择性。常用于急性心肌梗死、肺栓塞的治疗。不良反应较少。

阿替普酶(alteplase)

阿替普酶为第二代溶栓药,能进入血凝块溶解纤维蛋白,给药方便,一次静脉注射便可,不良反应少,很少引起全身性纤溶活性增强,故自发性出血较少发生。临床应用同尿激酶。

瑞替普酶(reteplase)

瑞替普酶为第三代溶栓药,与阿替普酶相比,起效快,疗效更好,血管再通率高,可用于心肌梗死等的治疗。

Note

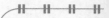

第四节　抗血小板药

抗血小板药是指能抑制血小板的聚集和黏附,继而阻止血栓形成的药物。阿司匹林、肝素见相应章节。

双嘧达莫(dipyridamole)

双嘧达莫又名潘生丁,通过减少 cAMP 的分解、增强 PGI_2 的作用而抑制胶原、ADP 引起的血小板的聚集、黏附,从而抑制血栓形成。临床常与阿司匹林或华法林合用预防心脏瓣膜置换术后血栓形成。不良反应常见头痛、眩晕、胃肠道症状等。

噻氯匹定(ticlopidine)

噻氯匹定又名氯苄噻啶,为强效的抗血小板药,通过阻断血小板上纤维蛋白原受体,灭活与血小板聚集相关的活性物质,阻止血栓的形成与发展。主要用于防治血栓形成性疾病,尤其适用于不能耐受阿司匹林的患者。

氯吡格雷(clopidogrel)

氯吡格雷为 ADP 受体的拮抗剂,可阻止由 ADP 所诱导的血小板聚集,抑制血栓形成。用于心肌梗死、脑血栓形成等。不良反应常见胃肠道症状及皮疹。

第五节　促进白细胞增生药

由于各种原因导致的外周血中白细胞总数低于正常值($4×10^9/L$),称为白细胞减少症,使用多年的维生素 B_4、鲨肝醇、茴香烯等药物选择性较低、疗效较差,应用受到限制。近年出现的选择性强、疗效较好的细胞因子及相关基因重组药物集落刺激因子,目前应用广泛。

粒细胞集落刺激因子(G-CSF)

粒细胞集落刺激因子能刺激骨髓中的造血干细胞向中性粒细胞分化增殖,促进中性粒细胞成熟和释放,迅速提高外周血中白细胞的数量;增强中性粒细胞趋化及吞噬功能量。临床主要用于肿瘤的化疗、放疗引起骨髓抑制,自体骨髓移植导致的中性粒细胞减少,也可预防白细胞减少引起的感染。不良反应有轻度骨骼疼痛,长期静脉滴注可引起静脉炎。

粒细胞-巨噬细胞集落刺激因子(GM-CSF)

粒细胞-巨噬细胞集落刺激因子能促进粒细胞、巨噬细胞集落的形成,刺激粒细胞、单核细胞、淋巴细胞的增殖、活化和分化,使粒细胞、单核细胞、巨噬细胞数量增多、功能增强。临床应用同 G-CSF。不良反应有皮疹、发热、骨与肌肉疼痛等。首次静脉滴注时可出现面部潮红、低血压、呼吸急促、呕吐等症状,应给予吸氧及输液处理。

第六节　血容量扩充药

血容量扩充药是指能够维持血浆胶体渗透压,并能扩充血容量的药物,包括血液制品(全血、血浆)和人工合成的药物(如706代血浆、右旋糖酐等),目前临床最常用的血容量扩充药是右旋糖酐。

右旋糖酐(dextran)

右旋糖酐为葡萄糖的高分子聚合物,根据分子量的不同分为中分子右旋糖酐(右旋糖酐70)、低分子右旋糖酐(右旋糖酐40)和小分子右旋糖酐(右旋糖酐10),其分子量越大在血液中存留时间越长,维持时间越长,作用越强。

【药理作用和临床应用】

1. 扩充血容量　通过提高血浆胶体渗透压,扩充血容量,维持血压。可用于低血容量性休克,包括急性失血、创伤、烧伤及中毒性休克。

2. 抗凝作用　低分子右旋糖酐和小分子右旋糖酐能抑制血小板黏附和聚集,防止血栓形成。用于防治血栓形成性疾病,如脑血栓形成、心肌梗死等。

3. 渗透性利尿作用　低分子右旋糖酐和小分子右旋糖酐通过肾脏排泄时,升高了肾小管内的渗透压,使水的重吸收减少而发挥渗透性利尿作用。临床用于防治急性肾功能衰竭。

【不良反应】

(1) 过敏反应:表现为发热、寒战、呼吸困难等,严重者可致过敏性休克。用药初期密切观察,有过敏征兆者,立即停药并对症处理。

(2) 凝血障碍:大剂量(>1000 mL)时可致凝血障碍,故出血性疾病患者应慎用。

考点链接

哈某,女,30岁,因风湿性关节炎于2年前行瓣膜置换术,之后常服用华法林药物,2天前,因感冒服用阿司匹林后出现皮下血肿和关节出血。试分析出血原因及治疗措施。

分析:患者行瓣膜置换术后,为防止血栓形成服用华法林抗凝,阿司匹林也有抗血小板聚集的作用,二者合用会使凝血功能降低,导致出血,需要选择促凝血药止血。

【主要考点】

①铁剂的药理作用、影响铁吸收的因素、临床应用及主要不良反应。

②叶酸、维生素 B_{12} 治疗贫血的类型。

③维生素 K 的作用及临床应用。

④抗纤溶药的常用药物及用途。

⑤比较肝素、双香豆素、枸橼酸钠的抗凝特点、用途、主要不良反应及过量中毒的解救药。

⑥常用的抗血小板药及其临床应用。

⑦右旋糖酐的药理作用及临床应用,不同分子量的右旋糖酐的特点。

⑧目前常用的促进白细胞生成药的作用及临床应用。

小　结

贫血除进行病因治疗外,还应进行补充治疗。铁剂用于治疗缺铁性贫血;叶酸和维生素 B_{12} 用于治疗巨幼红细胞性贫血,另外维生素 B_{12} 还可用于神经系统疾病的辅助治疗。

促凝血药通过加快血液凝固、抑制纤维蛋白溶解、降低毛细血管通透性来治疗出血性疾病;抗凝血药通过抑制凝血过程,促进纤维蛋白溶解制止血栓形成,用于治疗血栓形成性疾病。

自　测　题

一、名词解释

1. 抗凝血药　2. 促凝血药　3. 抗贫血药

二、填空题

1. 香豆素类药物是_____拮抗剂,主要抑制凝血因子_____、_____、_____、_____的合成过程。

2. 抑制铁吸收的因素有_____、_____、_____,促进铁吸收的因素有_____、_____、_____。

3. 填写下列症状的对抗药:肝素所致的自发性出血_____;华法林引起的出血_____;大量输入库存血引起的抽搐_____;尿激酶引起的出血_____;长期使用四环素引起的出血_____。

三、选择题

【A1 型题】

1. 硫酸亚铁可用于治疗(　　)。

A. 巨幼红细胞性贫血　　　　B. 溶血性贫血　　　　　　　C. 小细胞低色素性贫血

D. 自身免疫性溶血性贫血　　E. 再生障碍性贫血

2. 叶酸和维生素 B_{12} 可用于(　　)。

A. 巨幼红细胞性贫血　　　　　B. 药物性贫血　　　　　　C. 缺铁性贫血

D. 溶血性贫血　　　　　　　　E. 再生障碍性贫血

3. 下列关于用铁剂治疗缺铁性贫血的注意事项中,错误的是(　　)。

A. 常与维生素 C 配伍以促进铁的吸收　　　B. 服用铁剂时忌喝茶

C. 禁与四环素类药物同服　　　　　　　　D. 可与碳酸氢钠同服以促进铁剂的吸收

E. 口服铁剂宜饭后服用

4. 维生素 K 对下列哪种出血疗效不佳?(　　)

A. 长期使用四环素导致的出血　　　　　　B. 阻塞性黄疸出血

C. 水杨酸类药物所引起的出血　　　　　　D. 严重肝硬化、肝癌导致的出血

E. 新生儿出血

5. 维生素 K 的拮抗剂是(　　)。

A. 肝素　　　　B. 枸橼酸钠　　　C. 双香豆素　　　D. 链激酶　　　E. 尿激酶

6. 肝素不可用于(　　)。

A. 输血抗凝　　　　　　　　　　　　　　B. 脑血管栓塞

C. 弥散性血管内凝血的早期　　　　　　　D. 弥散性血管内凝血的晚期

E. 急性心肌梗死

7. 体内、体外均抗凝的药物是(　　)。

Note

121

A. 肝素　　　　B. 香豆素类　　　C. 枸橼酸钠　　　D. 双嘧达莫　　　E. 尿激酶

8. 氨甲苯酸的作用机制是(　　　)。

A. 激活纤溶酶原　　　　　　　B. 阻止纤溶酶原激活　　　　　　C. 抗血小板聚集

D. 活化凝血酶　　　　　　　　E. 灭活凝血酶

9. 对体内新形成的血栓溶栓效果较好的药物是(　　　)。

A. 新抗凝　　　B. 尿激酶　　　C. 肝素　　　　D. 华法林　　　E. 阿司匹林

【A2 型题】

10. 李某,男,31岁,1个月前因反复发作性上腹部餐后痛而就医,胃镜确诊为胃溃疡,近2
周来上腹痛加剧,间断出现柏油样大便,现感头昏、心慌、气促、乏力。查体:面色苍白,心率加
快。血常规检查:血红蛋白 80 g/L。你认为宜选用哪种药治疗?(　　　)

A. 维生素 C　　　　　　　　　B. 叶酸　　　　　　　　　　C. 维生素 B_{12}

D. 硫酸亚铁　　　　　　　　　E. 甲酰四氢叶酸钙

11. 李女士,确诊为恶性贫血,应选用下列何药治疗?(　　　)

A. 维生素 K　　　B. 维生素 B_{12}　　　C. 硫酸亚铁　　　D. 右旋糖酐铁　　　E. 叶酸

【A3 型题】

(12~14 题共用题干)

李某,女,30岁,妊娠32周,近来常感觉头晕、乏力、心慌、食欲减退。查体:面色苍白,心率
100 次/分,胎位、胎心正常。血常规检查:血红蛋白 80 g/L,红细胞平均体积(MCV)为 75 FL。

12. 该患者最可能的诊断是(　　　)。

A. 缺铁性贫血　　　　　　　　B. 再生障碍性贫血　　　　　　C. 巨幼红细胞性贫血

D. 妊娠生理性贫血　　　　　　E. 溶血性贫血

13. 首选治疗方法为(　　　)。

A. 口服叶酸治疗　　　　　　　B. 输血治疗　　　　　　　　C. 注射右旋糖酐铁

D. 口服硫酸亚铁　　　　　　　E. 肌内注射维生素 B_{12}

14. 能最早反映药物治疗效果的血液指标是(　　　)。

A. 红细胞　　　　　　　　　　B. 血红蛋白量　　　　　　　C. 红细胞比容

D. 血细胞总数　　　　　　　　E. 网织红细胞

【A4 型题】

(15~17 题共用题干)

伍先生,58岁,高血压病史15年,因右侧肢体麻木、肌肉无力就诊。经检查确诊为脑血栓形成。

15. 请问宜选用何药溶栓?(　　　)

A. 华法林　　　B. 枸橼酸钠　　　C. 肝素　　　D. 双嘧达莫　　　E. 尿激酶

16. 该药在什么时间用药较好?(　　　)

A. 6 h 内　　　B. 6 h 后　　　C. 12 h 内　　　D. 12 h 后　　　E. 任何时间均可

17. 用药期间发现有皮下血肿、鼻黏膜出血,选择何药对抗最佳?(　　　)

A. 维生素 K　　　B. 止血敏　　　C. 垂体后叶素　　　D. 氨甲苯酸　　　E. 凝血酶原

四、简答题

1. 肝素的用途有哪些?

2. 简述影响铁剂吸收的因素。

(黄燕娟)

第十四章　治疗糖尿病药

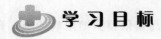
学习目标

掌握治疗糖尿病药的药理作用、临床应用及不良反应。

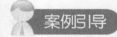
案例引导

某患者与家人外出旅游,在途中并发肺炎,呼吸 35 次/分,心率 105 次/分,血压 160/90 mmHg,呼出气体有丙酮味,意识模糊,尿酮呈强阳性,血糖 500 mg/dL。诊断:糖尿病昏迷。

【引言】

糖尿病是体内胰岛素(insulin)分泌量绝对或相对不足和胰岛素作用减弱或胰岛素抵抗所造成的,以慢性高血糖为特征的代谢紊乱症候群。糖尿病临床表现为高血糖、多尿、多食、多饮、体重减轻。慢性高血糖可导致多种组织或器官特别是眼、肾脏、神经、心血管的长期损伤、功能缺陷和衰竭。急性高血糖并发症有糖尿病酮症酸中毒、非酮症高渗性高血糖性昏迷等。

糖尿病分型有 2 种。①1 型糖尿病:也称胰岛素依赖型糖尿病(IDDM)。②2 型糖尿病:也称非胰岛素依赖型糖尿病(NIDDM)。其他包括特殊类型的糖尿病及妊娠糖尿病。目前,大部分糖尿病患者都属于 2 型糖尿病。治疗糖尿病的药物主要有胰岛素和口服降血糖药物。

第一节　胰　岛　素

常用胰岛素制剂的比较如表 14-1 所示。

表 14-1　常用胰岛素制剂的比较

药物		注射途径	作用时间/h			给药时间
			开始	高峰	维持	
短效	正规胰岛素	静脉注射	立即	1/2	2	用于急救
		皮下注射	1/2~1	2~4	6~8	饭前 0.5 h,剂量视病情而定
中效	低精蛋白锌胰岛素	皮下注射	3~4	8~12	18~24	早餐前 0.5 h 注射 1 次,必要时晚餐前加 1 次。剂量视病情而定
	珠蛋白锌胰岛素	皮下注射	2~4	6~10	12~18	
长效	精蛋白锌胰岛素	皮下注射	3~6	16~18	24~36	早餐或晚餐前 1 h,每日 1 次

Note

【药理作用】

1. 糖代谢　能加速葡萄糖的氧化和酵解,促进糖原的合成和储存,抑制糖原分解和糖异生而降低血糖。

2. 脂肪代谢　能促进脂肪合成并抑制分解,减少游离脂肪酸和酮体的生成。

3. 蛋白质代谢　能促进蛋白质的合成,并抑制蛋白质的分解。

4. 钾离子转运　促进 K^+ 内流,升高细胞内 K^+ 浓度。

5. 促生长作用　胰岛素的结构与胰岛素样生长因子(IGF)相似。胰岛素可与 IGF-1 受体结合,发挥促生长作用。

【临床应用】

1. 糖尿病　胰岛素是治疗胰岛素依赖型糖尿病的唯一药物。主要用于下列情况:①1 型糖尿病;②2 型糖尿病经饮食控制或用口服降血糖药未能控制者;③糖尿病发生各种急性或严重并发症者,如酮症酸中毒及糖尿病性昏迷;④合并重度感染、消耗性疾病、高热、妊娠、创伤以及手术的各型糖尿病。

2. 细胞内缺钾　胰岛素可促进 K^+ 进入细胞内,临床将胰岛素、葡萄糖和氯化钾组成合剂,称为极化液(GIK),可用于纠正细胞内缺钾或血钾过高,治疗烧伤或防治心肌梗死时的严重心律失常。

3. 其他　胰岛素与 ATP 及辅酶 A 组成能量合剂,用于急慢性胰腺炎、肝硬化、肾炎、心力衰竭的辅助治疗,以增加食欲,恢复体力。

【不良反应】

1. 低血糖　最为常见,多为胰岛素用量过大、未按时进食和运动过量所致。患者可出现饥饿感、出汗、心跳加速、焦虑、震颤等症状,严重者可出现低血糖性休克,甚至脑损伤,如不及时抢救可引起死亡。发生低血糖后,轻者可口服糖水,重者应立即静脉注射 50% 葡萄糖溶液或注射胰高血糖素进行救治。

2. 过敏反应　它可刺激机体产生 IgE 等相应抗体而引发过敏反应。如荨麻疹、血管神经性水肿,偶见过敏性休克。必要时用 H_1 受体拮抗剂和糖皮质激素治疗,可换用高纯度胰岛素或人胰岛素。

3. 胰岛素抵抗　可能与体内产生抗胰岛素抗体或靶细胞膜上胰岛素受体数量减少有关。处理方法:可换用高纯度胰岛素或人胰岛素,并适当增大胰岛素剂量。

4. 其他　胰岛素水肿、眼屈光度不准、注射部位皮下脂肪萎缩等。胰岛素一般不宜静脉注射,注射液中含防腐剂,静脉注射易引低血糖症状。

5. 药物相互作用　磺胺类、抗凝血药、水杨酸盐等可与胰岛素竞争与血浆蛋白的结合,而增强胰岛素的作用;同化激素、乙醇、单胺氧化酶抑制剂等可增强胰岛素的降血糖作用;甲状腺素、生长激素、肾上腺皮质激素、口服避孕药、噻嗪类利尿药等均可降低胰岛素的作用。

第二节　常用口服治疗糖尿病药物

一、磺酰脲类(sulfonylureas)

本类药物主要有甲苯磺丁脲(D_{860},甲糖宁)、氯磺丙脲、格列本脲(优降糖)、格列吡嗪(美吡达,依必达)、格列齐特(达美康)、格列波脲、格列喹酮(糖适平)、格列美脲。

【药理作用】

1. 降血糖 刺激胰岛 β 细胞释放胰岛素,降低血糖水平;增加胰岛素与靶组织的结合能力从而降血糖。

2. 抗利尿 格列本脲和氯磺丙脲有抗利尿作用,与其促进抗利尿激素的分泌、增强其作用,从而减少水的排泄有关。

3. 抗凝血 格列齐特能减弱血小板黏附力,提高纤溶酶原活性,而影响凝血功能,有利于减轻或延缓糖尿病血管并发症的发生。

【临床应用】

1. 糖尿病 用于轻、中度 2 型糖尿病患者、体重正常或偏低者、胰岛 β 细胞功能尚存者。格列齐特等还具有降低血小板的黏附性及改善微循环的作用,最适用于糖尿病伴有心、脑血管疾病的老年患者。

2. 尿崩症 格列本脲、氯磺丙脲可明显减少尿量。

【不良反应】

较安全,不良反应较少。

1. 胃肠道反应 较常见,恶心、呕吐、厌食和腹泻,也可致肝损伤,多与剂量有关。

2. 低血糖 氯磺丙脲和格列波脲可引起持久性低血糖,处理不当可引起不可逆性损伤或死亡,肝肾功能不全者更易发生,故忌用。

3. 其他 少数患者可出现皮疹或红斑等过敏反应,嗜睡、眩晕、共济失调等反应,以及白细胞和血小板减少、溶血性贫血等血液系统反应。

二、双胍类

本类药物主要有甲福明(二甲双胍)和苯乙福明(苯乙双胍,降糖灵)。苯乙福明由于伴发乳酸中毒,很多国家已停用。

【药理作用】

能明显降低糖尿病患者血糖水平,但对正常人血糖无影响。双胍类可以促进组织对葡萄糖的摄取,减少葡萄糖经肠道吸收,增加肌肉组织中糖的无氧酵解,减少肝内糖异生,抑制胰高血糖素的释放等。此外,还能降低高血脂患者的低密度脂蛋白、极低密度脂蛋白、三酰甘油和胆固醇,可能延缓糖尿病患者血管并发症的发生。

【临床应用】

用于轻度 2 型糖尿病患者,尤其适用于肥胖者、单用饮食控制无效者。也可与胰岛素或磺酰脲类合用于中、重度患者,以增强疗效,减少胰岛素用量。甲福明一般不引起乳酸血症,应用较广。

【不良反应】

常见的有恶心、呕吐、腹泻,口中有金属味等。对有肝肾功能不良、慢性心功能不全和尿酮体阳性者等应禁用。

三、胰岛素增敏药(insulin sensitiser)

胰岛素增敏药包括罗格列酮、吡格列酮、环格列酮、恩格列酮等。胰岛素增敏药可降低机体胰岛素抵抗性,使胰岛素能正常发挥作用。该类药物通过改善胰岛素抵抗性,降低血中血糖和三酰甘油水平,增加肌肉及脂肪组织对胰岛素的敏感性而发挥降血糖作用。胰岛素增敏药用于 2 型糖尿病,尤其是产生胰岛素抵抗者,明显降低餐后血糖。该类药物具有良好的安全性和耐受性,低血糖发生率低。不良反应主要有嗜睡、水肿、肌肉和骨骼痛、头痛、消化道刺激症状等。

四、α-葡萄糖苷酶抑制剂(α-glucosidase inhibitors)

α-葡萄糖苷酶抑制剂是一类新型口服降血糖药,阿卡波糖、伏格列波糖(倍欣)和米格列醇已用于临床,可降低餐后血糖。临床用于轻、中度 2 型糖尿病。该类药物一般不引起低血糖、高胰岛素血症或体重增加。与双胍类药物联合使用能明显降低餐后血糖浓度。不良反应主要有胃肠道反应,表现为腹胀、嗳气、肛门排气增多,甚至有腹泻或便秘,多不影响治疗。

五、餐时血糖调节药

餐时血糖调节药主要有瑞格列奈(诺和龙)、那格列奈。通过阻断胰岛 β 细胞上 ATP 敏感性钾通道,抑制 K^+ 外流,导致细胞膜去极化,从而开放电压依赖性 Ca^{2+} 通道,使细胞外 Ca^{2+} 内流,促进胰岛素分泌。临床用于 2 型糖尿病患者,可餐前服用,能降低餐后血糖。餐时血糖调节药需要在每餐前服用,一天要用三次。该类药物优点:不蓄积,安全性良好,对于少数患者有轻度的副作用,可有头昏、头痛、上呼吸道感染、乏力、震颤、食欲增加和低血糖;低血糖发生率比磺酰脲类低,且多在白天发生,而磺酰脲类则趋于晚间发生。

考点链接1

区某,女,糖尿病患者。注射胰岛素后,患者晚间有出汗、心跳加快、焦虑、震颤等症状,有人提出用美托洛尔(倍他乐克)治疗。是否合理?

分析:注射胰岛素后患者可出现饥饿感、出汗、心跳加快、焦虑、震颤等症状,这些是低血糖症状,多由胰岛素用量过大或未按时进食所致。当血糖降至一定程度时,严重者可出现低血糖性休克。美托洛尔(倍他乐克)属于 β 受体拮抗剂,能阻断低血糖时的代偿性升血糖反应,且可掩盖心率加快等早期低血糖症状,应避免合用。为了预防低血糖的严重后果,患者应熟知其前兆或轻微症状,随身携带糖类食品。发生低血糖后,一般轻者可口服糖水,重者应立即静脉注射 50%葡萄糖溶液救治。

考点链接2

邱某,男,肥胖多年,屡发疖痈,口渴 5 个月,尿糖(+),空腹血糖 17.9 mmol/L,饭后 2 h 血糖 15.1 mmol/L,经诊断为 2 型糖尿病,控制饮食、口服治疗糖尿病药物无效。注射胰岛素后出现荨麻疹、血管神经性水肿。

分析:2 型糖尿病可采用控制饮食、口服降糖药物治疗,如无效可注射胰岛素。胰岛素刺激机体产生 IgE 等相应抗体而引发过敏反应,可表现为荨麻疹、血管神经性水肿。必要时用 H_1 受体拮抗剂和糖皮质激素治疗,可换用高纯度胰岛素或人胰岛素。

【主要考点】

①胰岛素如何降低血糖?

②哪些糖尿病患者必须用胰岛素治疗?

③告诉患者如何判断低血糖症状,以及出现低血糖症状时的应急措施。

④胰岛素除能治疗糖尿病外,还有何特殊用途?

⑤口服降血糖药有哪些常见不良反应?如何判断?

⑥告诉患者注射胰岛素与进餐的时间关系。

小 结

胰岛素口服无效,需静脉注射。四大作用:降低血糖;促进蛋白质合成;促进脂肪合成;促进钾离子进入细胞内。三大用途:1 型糖尿病及糖尿病患者的酮症酸血症;2 型糖尿病经饮食控制或口服降血糖药未能控制者;纠正细胞内缺钾。三大不良反应:低血糖、过敏、胰岛素抵抗。口服治疗糖尿病药主要有磺酰脲类、双胍类、α-葡萄糖苷酶抑制剂、胰岛素增敏药、餐时血糖调节药,用于轻、中度 2 型糖尿病。

自 测 题

一、名词解释

1. 胰岛素抵抗　2. 极化液(GIK)　3. 能量合剂

二、填空题

老年糖尿病患者和肝肾功能不全者忌用_____、_____、_____等降血糖药物。

三、选择题

【A1 型题】

1. 合并重度感染的糖尿病患者应选用(　　)。

A. 氯磺丙脲　　　　　　　　B. 格列本脲　　　　　　　　C. 格列吡嗪

D. 正规胰岛素　　　　　　　E. 精蛋白锌胰岛素

2. 胰岛素可以纠正(　　)。

A. 细胞内缺钾　　　　　　　B. 细胞内缺钠　　　　　　　C. 细胞内缺钙

D. 细胞内高钾　　　　　　　E. 细胞内高钠

【A2 型题】

3. 毕某,女,59 岁,体重减轻、乏力、尿液多,皮肤擦伤或抓破后不易愈合,症状已 3 年。体检发现:尿糖(＋＋),空腹血糖 10.9 mmol/L,饭后 2 h 血糖 14.1 mmol/L。诊断为 2 型糖尿病。请问应选下列哪种药降低血糖?(　　)

A. 格列齐特　　　　　　　　B. 氯磺丙脲　　　　　　　　C. 甲苯磺丁脲

D. 甲福明　　　　　　　　　E. 苯乙福明

4. 蒋某,男,50 岁,诊断为 2 型糖尿病,有糖尿病史 9 年。现需做胆囊切除手术,但血浆葡萄糖浓度≥200 mg/dL、空腹血浆葡萄糖浓度≥126 mg/dL(7.0 mmol/L)。应选用下列哪种药?(　　)

A. 格列苯脲　　B. 格列齐特　　C. 葡萄糖　　D. 肾上腺素　　E. 胰岛素

5. 丁某,男,55 岁,糖尿病 12 年。注射普通胰岛素后 1 h 方进餐,此时患者出现头昏、心悸、多汗、饥饿感,护士应首先考虑发生了(　　)。

A. 胰岛素过敏　　　　　　　B. 低血糖反应　　　　　　　C. 酮症酸中毒早期

D. 高渗性昏迷先兆　　　　　E. 血容量不足

【A3 型题】

(6~7 题共用题干)

祝某,女,35 岁。因"多饮、多尿伴体重下降 2 个月"就诊,诊断为糖尿病,医嘱予以格列齐特 80 mg 口服,每日 3 次。

6. 药师应指导患者服用该药的适宜时间为(　　)。

A. 餐前 0.5 h　　　　　　　B. 餐前 1 h　　　　　　　　C. 进餐时

D. 餐后 0.5 h   E. 餐后 1 h

7. 用药期间护士应重点观察的副作用为(   )。

A. 低血糖反应   B. 皮疹   C. 粒细胞减少

D. 胃肠道反应   E. 高乳酸血症

【A4 题型】

(8~10 题共用题干)

时某,男,6 岁,诊断为 1 型糖尿病。

8. 请为时某选择合适的降血糖药:(   )。

A. 瑞格列奈   B. 格列齐特   C. 阿卡波糖

D. 正规胰岛素   E. 精蛋白锌胰岛素

9. 用药 3 min 后患者出现濒危感,伴烦躁不安、出冷汗,判断患者出现的是(   )。

A. 格列齐特毒性反应   B. 阿卡波糖呼吸道反应

C. 瑞格列奈过敏反应   D. 胰岛素过敏反应

E. 瑞格列奈消化道反应

10. 以后可考虑用哪种胰岛素?(   )

A. 猪胰岛素   B. 牛胰岛素   C. 人胰岛素

D. 基因重组人胰岛素   E. 胰岛素类似物

四、简答题

1. 胰岛素治疗糖尿病的主要适应证包括哪些?

2. 比较胰岛素和口服治疗糖尿病药的降糖作用及其优缺点。

(胡鹏飞　陈　磊)

Note

第十五章　肾上腺皮质激素类药

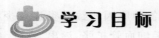

学习目标

掌握肾上腺皮质激素类药的药理作用、临床应用、不良反应。

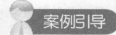

患者,男,30岁,患系统性红斑狼疮1年,四肢关节疼痛、乏力、胸闷、心悸、双下肢水肿反复发作。主要治疗措施:泼尼松片60 mg/d ,分3次口服。

思考题:

1. 此病使用激素治疗是否合适?

2. 使用激素时要注意哪些问题?

【引言】

肾上腺皮质由外到内分为球状带(主要分泌盐皮质激素,如醛固酮)、束状带(分泌糖皮质激素,如可的松和氢化可的松)、网状带(主要分泌雄激素和少量雌激素)。各种原因造成的肾上腺皮质激素分泌过多的病症统称为肾上腺皮质功能亢进症,糖皮质激素过多引起的病症称库欣综合征(Cushing syndrome),盐皮质激素醛固酮分泌过多引起的醛固酮增多症。肾上腺皮质分泌糖皮质激素不足可导致艾迪生病。糖皮质激素药理作用最为强大,也最为重要。

第一节　糖皮质激素

本类药物口服、注射均易吸收。可的松和泼尼松在肝内分别转化为氢化可的松和泼尼松龙才有活性,为避免加重肝脏负担,严重肝功能不良的患者不宜选用可的松和泼尼松,应选用氢化可的松或泼尼松龙。糖皮质激素类药物分为短效、中效、长效和局部用药四类(表15-1)。

表15-1　常用糖皮质激素类药物分类及作用特点

分类	药　　物	抗炎作用比值	影响水、盐代谢比值	等效剂量/mg	半衰期/min	口服常用量/mg
短效	氢化可的松	1	1	20	90	10～20
	可的松	0.8	0.8	25	90	12.5～25
中效	泼尼松	3.5	0.6	5	>200	2.5～10
	泼尼松龙	4	0.6	5	>200	2.5～10
长效	地塞米松	30	0	0.75	>200	0.75～1.5

Note

续表

分类	药　　物	抗炎作用比值	影响水、盐代谢比值	等效剂量/mg	半衰期/min	口服常用量/mg
局部用药	氟氢可的松	12	—	—	—	—
	氟轻松	40	—	—	—	—
	倍氯米松	25	—	—	—	—

注：表中"抗炎作用比值""影响水、盐代谢比值"均是相对于氢化可的松的比值。

【药理作用】

1. 抗炎作用　糖皮质激素对各种原因所致的炎症及炎症的各个阶段都有强大的非特异性抑制作用。在炎症早期可减轻毛细血管扩张、渗出、水肿、白细胞浸润及吞噬反应，从而缓解红、肿、热、痛等症状；在炎症后期可抑制毛细血管和成纤维细胞增生，延缓肉芽组织生成，防止粘连及瘢痕形成，减轻炎症后遗症。但必须注意炎症反应是机体的一种防御机制，糖皮质激素在抗炎的同时降低了机体的防御能力，抗炎不抗菌使它不但不能消除感染源，反而可引起感染扩散。

2. 抗免疫作用　对免疫过程许多环节都有抑制作用。可抑制巨噬细胞对抗原的吞噬和处理；抑制淋巴细胞生长，加速致敏淋巴细胞解体，从而抑制细胞免疫；抑制 B 细胞向浆细胞的转化，使抗体生成减少，从而抑制体液免疫。

3. 抗毒作用　糖皮质激素能提高机体对内毒素的耐受力，减轻内毒素对机体的损害，在感染中毒时有解热和缓解毒血症的作用。但不能中和或破坏内毒素，对细菌外毒素无作用。

4. 抗休克作用　大剂量糖皮质激素抗休克的机制与下列因素有关：①糖皮质激素的抗炎、抗免疫、抗毒作用有利于控制、缓解休克症状；②稳定溶酶体膜，减少心肌抑制因子（MDF）的形成和释放；③直接兴奋心脏，增加心输出量，扩张小血管，改善微循环。

5. 对血液和造血系统的作用　可刺激骨髓造血，使血液中红细胞、血红蛋白、血小板、中性粒细胞增多，还可使血液中淋巴细胞、单核细胞、嗜酸性粒细胞数目减少。

6. 对物质代谢的影响　①升高血糖；②蛋白质分解增加，合成减少；③促进脂肪分解，促使皮下脂肪分解，使其重新分布，形成向心性肥胖；④糖皮质激素保钠、排钾、排钙，长期应用可致骨骼脱钙。

7. 其他作用　能提高中枢神经系统的兴奋性，出现欣快、失眠、激动，少数患者可表现为焦虑、抑郁，诱发精神失常；诱发癫痫样发作；还能使胃酸和胃蛋白酶分泌增多，提高食欲，促进消化，大剂量长期应用可加重或诱发溃疡病。

【临床应用】

1. 严重感染和炎症　严重感染如中毒性菌痢、中毒性肺炎、流行性脑脊髓膜炎、重症伤寒、败血症等。在应用足量有效的抗菌药物治疗感染的同时，用糖皮质激素可消除炎症、迅速缓解中毒症状、预防中毒性休克的发生，帮助患者度过危险期，为进一步治疗争取时间。

用于重要器官的炎症，如结核性脑膜炎、胸膜炎、心包炎等，早期应用糖皮质激素发挥其很强的抗炎作用，减轻炎症渗出，防止粘连或疤痕的形成所造成的组织器官的功能障碍。对各种非特异性眼炎能迅速消炎、止痛，防止因角膜浑浊和瘢痕粘连而影响视力。角膜溃疡患者禁用。

2. 各种休克　糖皮质激素适用于各种休克的治疗。

（1）感染中毒性休克：在应用足量有效抗菌药物的同时，应及早、短时、大剂量突击使用糖皮质激素，见效后即停药。

（2）过敏性休克：可与首选药肾上腺素配合应用，起到辅助治疗的作用。

(3) 低血容量性休克,在补液、补电解质或输血后效果不佳者,可合用超大剂量的糖皮质激素。

(4) 心源性休克:应结合对因治疗合理使用本类药物。

3. 自身免疫性疾病及过敏性疾病 风湿热、风湿性及类风湿性关节炎、系统性红斑狼疮和肾病综合征等自身免疫性疾病,使用糖皮质激素可作为综合治疗措施之一。荨麻疹、花粉症、血管神经性水肿、过敏性鼻炎、支气管哮喘等过敏症状也可使用糖皮质激素。此外,还用于器官移植时抑制排斥反应,常与环孢素合用。

4. 血液病 可用于急性淋巴细胞性白血病、再生障碍性贫血、粒细胞减少症、血小板减少症和过敏性紫癜等的治疗,但效果不佳,停药后易复发。

5. 替代疗法 小剂量用于脑垂体前叶功能减退症,急、慢性肾上腺皮质功能不全症及肾上腺次全切手术后,补充机体激素释放不足。

6. 局部应用 对湿疹、肛门瘙痒、接触性皮炎、牛皮癣等有效,多用氢化可的松、泼尼松龙或氟轻松等软膏。

【给药方法】

应根据治疗目的和病情,结合药物作用和不良反应特点来确定给药方法和疗程。

(1) 大剂量突击疗法:适用于急、危、重症病例,以度过危险期,如严重感染和休克等。可短期大剂量使用,疗程一般不超过 3 天,常选用氢化可的松、地塞米松。大剂量应用应注意防止急性消化道出血。

(2) 一般剂量长程疗法:适用于反复发作、累及多种器官的慢性病,如结缔组织病、肾病综合征、顽固性支气管哮喘等。常选用口服泼尼松。

(3) 小剂量替代疗法:适用于慢性肾上腺皮质功能减退症、腺垂体功能减退症及肾上腺皮质次全切除术后。使用维持量,常选用可的松或氢化可的松。

(4) 隔日疗法:因糖皮质激素的分泌有昼夜节律性,每日午夜前后分泌开始增多,至上午 8 点左右血中浓度达高峰,随后逐渐下降,至次日午夜降至最低。对某些病情较轻或慢性病者将两日的总量在隔日上午 8 点左右一次给予,此时正值糖皮质激素分泌高峰,这时给药与其生理性负反馈作用一致,对肾上腺皮质功能抑制最弱,可减少不良反应。常选用中效泼尼松或泼尼松龙等。

(5) 局部用药。

【不良反应及用药注意事项】

1. 长期大量应用引起的不良反应

(1) 类肾上腺皮质功能亢进综合征(库欣综合征):长期大量使用糖皮质激素引起物质代谢和水、盐代谢紊乱,表现为向心性肥胖(满月脸、水牛背、四肢消瘦、蛙腹)、皮肤变薄、伤口不易愈合、易擦伤、多毛、浮肿、低血钾、高血压、糖尿等症状。一般无须特殊治疗,停药后可自行消失,数月可恢复正常。严重者分别加用抗高血压药、抗糖尿病药治疗,并可用低钠、低糖、高蛋白饮食及补充钾、钙和维生素 D 减轻症状。骨质疏松是停止使用激素治疗的指征。

(2) 诱发或加重感染:糖皮质激素可降低机体防御疾病能力,长期应用可诱发感染或使潜在性感染灶扩大或造成播散性感染,特别是一些原来抵抗力弱的患者。还可使原来静止的结核病灶扩散恶化,如肺结核等。故在用药过程中应注意病情变化,必要时并用抗菌或抗结核药物。

(3) 诱发或加重溃疡:使胃酸、胃蛋白酶分泌增加,抑制胃黏液分泌,降低胃肠黏膜的抵抗力,故可诱发或加剧胃、十二指肠溃疡,甚至造成消化道出血或穿孔。长期大剂量使用糖皮质激素时可考虑加用抗胆碱药或抗酸药。

(4) 心血管系统并发症:长期应用可引起高血压和动脉粥样硬化。

（5）诱发精神病或癫痫发作。

（6）眼：可致晶状体后部包囊下白内障，致凸眼、视网膜水肿，造成青光眼及使角膜变薄甚至致角膜穿孔等疾病。

（7）骨质疏松、肌肉萎缩、伤口愈合迟缓：这与激素促进蛋白质分解、抑制其合成及增加钙、磷排泄有关。

2. 停药反应

（1）医源性肾上腺皮质功能不全：糖皮质激素主要受下丘脑-垂体前叶-肾上腺皮质轴调节，长期应用糖皮质激素可通过负反馈作用，使内源性肾上腺皮质功能减退，甚至肾上腺皮质萎缩。在突然停药的情况下，内源性肾上腺皮质激素不能立即分泌，可出现肾上腺皮质功能减退的症状，表现为恶心、呕吐、食欲不振、肌无力、低血糖、低血压等症状，应注意停药需减量慢停，不可骤然停药。

（2）反跳现象及停药症状：长期用药因减量太快或突然停药所致原病复发或加重的现象称为反跳现象，是患者对激素产生依赖性或病情未被完全控制所致。常需加大剂量再行治疗，待症状缓解后缓慢减量，直至停药。此外长期用药因减量太快突然停药时有些患者出现一些原来病症没有的症状，如肌肉痛、肌强直、关节痛、疲乏无力、情绪消沉、发热等，称为停药症状。

3. 禁忌证　抗菌药物不能控制的感染、严重的精神病和癫痫、活动性消化性溃疡、新近胃肠吻合术、骨折、创伤修复期、角膜溃疡、肾上腺皮质功能亢进症、严重高血压、糖尿病、妊娠早期、产褥期、病毒或霉菌感染等。

第二节　促肾上腺皮质激素及皮质激素抑制药

一、促肾上腺皮质激素(adrenocorticotropic hormone, ACTH)

促肾上腺皮质激素促进肾上腺皮质合成并分泌糖皮质激素。临床用于测定肾上腺皮质功能及长期使用皮质激素的停药前后，以防止发生皮质功能不全。由于易引起过敏反应，现已少用。

二、皮质激素抑制药

米托坦(mitotane)、美替拉酮(metyrapone)

皮质激素抑制药能阻断皮质激素的生物合成，临床上可用于垂体-肾上腺皮质轴的功能检查，替代外科的肾上腺皮质切除及用于肾上腺皮质癌或瘤的治疗。

考点链接1

一个一年级的小女孩，最近经常流鼻血，家长以为上火不在意，偶然发现小女孩身上也有散在的淤点或淤斑，四肢较多，经询问孩子无外伤，遂带小女孩到医院就诊。诊断：特发性血小板减少性紫癜。

问题：①能否用糖皮质激素治疗？

②应用糖皮质激素可能造成哪些不良反应？应如何防范？

分析：①糖皮质激素可刺激骨髓造血，升高血小板。

②长期应用糖皮质激素引起的不良反应：类肾上腺皮质功能亢进综合征、诱发或加重感染、诱发精神病或癫痫发作、诱发或加重溃疡、抑制生长发育、伤口愈合迟缓等。还要防止突然停药的不良反应，如医源性肾上腺皮质功能不全及反跳现象及停药症状。

考点链接2

糖皮质激素隔日清晨一次给药法可减少（　　　）。

A. 诱发和加重溃疡　　　　　　　　　　B. 医源性肾上腺皮质功能不全

C. 反跳现象　　　　　　　　　　　　　D. 诱发和加重感染

E. 对垂体-肾上腺皮质系统的生理性负反馈的影响

分析：糖皮质激素隔日清晨7～8点一次性给药法符合人体激素分泌的正常昼夜节律，以免连日长期大剂量使用糖皮质激素引起肾上腺皮质萎缩和功能减退症。

【主要考点】

①肝功能不全者宜选用什么激素？

②糖皮质激素的药理作用和生理作用。

③糖皮质激素的不良反应与用药注意事项。

④糖皮质激素的用法，尤其是隔日疗法。

小 结

糖皮质激素分为四类：短效、中效、长效、局部用药。有抗炎、抗毒、抗免疫、抗休克的作用，对代谢和血液及造血系统有影响，对中枢神经系统有兴奋作用。不良反应有类肾上腺皮质功能亢进综合征、医源性肾上腺皮质功能不全、停药反跳现象、诱发或加重感染、诱发或加重溃疡、心血管系统并发症、诱发精神病或癫痫发作。用法如下：替代疗法用于肾上腺皮质功能减退等；大量突击疗法用于严重感染或休克；一般剂量长程疗法用于自身免疫疾病、炎症后遗症等；隔日疗法用于两日总量隔日晨一次服用。

自 测 题

一、名词解释

1. 类肾上腺皮质功能亢进综合征　2. 隔日疗法

二、填空题

1. 糖皮质激素在治疗感染性疾病时，必须与_____配合使用。

2. 严重的肝病患者必须用糖皮质激素时，应选用_____。

3. 糖皮质激素的分泌规律是：_____最高，_____最低。糖皮质激素最适宜的给药时间是_____。

三、选择题

【A1 型题】

1. 糖皮质激素抗感染性休克的理由是（　　　）。

A. 增加毛细血管对缩血管物质的敏感性

B. 稳定溶酶体膜，减少心肌抑制因子的形成

C. 抑制免疫反应

D. 增加血液中红细胞和血小板的数量

E. 使血糖升高

2. 糖皮质激素的抗毒作用是指（　　）。

A. 抗病毒　　　　　　　　　　B. 中和内毒素　　　　　　　　C. 中和外毒素

D. 提高机体对内毒素的耐受力　　E. 抑制内毒素的释放

3. 下列不属于糖皮质激素类药物的是（　　）。

A. 可的松　　　B. 泼尼松　　　C. 地塞米松　　　D. 醛固酮　　　E. 氟轻松

4. 下列哪种糖皮质激素具有最强大的抗炎效能？（　　）

A. 可的松　　　B. 泼尼松　　　C. 地塞米松　　　D. 氢化可的松　　E. 泼尼松龙

5. 糖皮质激素治疗细菌感染必须合用有效足量的抗生素是因为其（　　）。

A. 易引起水、钠潴留　　　　　　B. 抑制成纤维细胞的增生

C. 兴奋中枢　　　　　　　　　　D. 其抗炎、抗免疫作用降低了机体防御能力

E. 使血管收缩

6. 下列糖皮质激素不具有的作用是（　　）。

A. 抗炎作用　　B. 抗菌作用　　C. 抗免疫作用　　D. 抗休克作用　　E. 抗毒作用

7. 糖皮质激素可延迟伤口的愈合是因其（　　）。

A. 促进胃酸分泌　　　　　　　　　　　　B. 抑制成纤维细胞的增生

C. 兴奋中枢　　　　　　　　　　　　　　D. 抑制免疫系统

E. 抑制炎症细胞的聚集和浸润

8. 下列哪种情况不宜应用糖皮质激素？（　　）

A. 眼的单纯性疱疹　　　　　　B. 视网膜炎　　　　　　　　　C. 视神经炎

D. 角膜炎　　　　　　　　　　E. 心包炎

9. 艾迪生病患者合并肝功能不全，在治疗时应当选用（　　）。

A. 泼尼松　　　B. 地塞米松　　　C. 倍他米松　　　D. 氢化可的松　　E. 可的松

10. 根据时辰药理学的观点，糖皮质激素在治疗某些慢性病时，宜选用下列哪种给药方法？（　　）

A. 一日总量分三次服用　　　　　　　　　B. 一日总量分早晚二次服用

C. 两日总量隔日晚一次服用　　　　　　　D. 两日总量隔日晨一次服用

E. 两日总量隔日午间一次服用

【A2 型题】

11. 陈某，男，40 岁，患有急性粟粒性肺结核，医生给他肌内注射链霉素，每日两次，一次 0.75 g，同时每次口服强的松 20 mg，一日三次。治疗数日后，体温下降，症状好转，但不久病情恶化，以致死亡。你认为是下列哪种原因引起？（　　）

A. 链霉素剂量不够

B. 强的松剂量不够

C. 强的松抑制机体免疫力，单用链霉素不足以控制感染

D. 强的松口服效果较差，应选用氢化可的松静脉滴注

E. 应改用地塞米松治疗

【A3 型题】

（12～13 题共用题干）

巢某，发烧，咳嗽，咳痰，血压 80/50 mmHg，临床诊断为中毒性肺炎，首选足量有效抗微生物药治疗。

12. 若症状未见好转，应及早使用（　　）。

A. 氢化可的松　　　　　　　　B. 输血治疗　　　　　　　　　C. 维生素

D. 脂肪乳剂　　　　　　E. 抗病毒药物

13. 该患者病情缓解后应(　　)。

A. 停用微生物药　　　　B. 加用镇咳祛痰药　　　　C. 使用阿司匹林

D. 立即停用糖皮质激素　E. 以上皆可

四、简答题

1. 糖皮质激素的主要药理作用有哪些？

2. 糖皮质激素类药物的主要不良反应有哪些？如何防治？

3. 糖皮质激素类药物治疗严重感染时，为什么要合用抗生素？用药程序该怎样安排？

（王雅君）

第十六章 抗菌药物

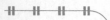

【引言】

在我们生活当中，人体任何部位均可发生各种感染，这是由各式各样病原微生物引起的，其中细菌感染最常见。感染不仅引起人体不适，甚至造成机体严重损害或死亡。由于抗菌药物的出现，人们治疗各种感染性疾病有了有力的武器。现在应用于临床的抗菌药物种类繁多，应用广泛，为治疗感染性疾病提供了更多选择。抗菌药物的不合理使用会造成许多不良后果，如耐药性细菌增多、不良反应的出现、药物的浪费等。要想抗菌药物更好地为我们服务，就要深入学习抗菌药物的作用特点、临床应用、不良反应等知识，为正确合理地使用抗菌药物打下良好基础。

第一节 抗菌药物的基本概念

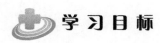

掌握抗菌药物的基本概念。β-内酰胺类抗菌药物的药理作用和不良反应。

案例引导

李某，男，35岁，因淋雨受寒，出现寒战、高热、咳嗽、胸痛，咳铁锈色痰，白细胞计数增高，X线胸片表现为肺叶实变。诊断为大叶性肺炎。

思考题：

1. 该患者应选什么抗菌药物治疗？

2. 该药有何不良反应？

抗菌药物是指能抑制或杀灭病原微生物，用于防治病原微生物引起的感染性疾病的药物，包括抗生素和人工合成的药物。

1. 抗生素 指某些微生物产生的、具有抑制或杀灭其他微生物作用的物质，包括天然抗生素和以天然抗生素为母核进行化学结构改造而得到的半合成或者全合成的抗生素。

2. 抗菌谱 指抗菌药物的抗菌范围。抗菌药物根据抗菌范围的大小又可分为窄谱抗菌药物和广谱抗菌药物。

3. 抗菌活性 指抗菌药物抑制或杀灭微生物的能力。

4. 化学治疗 指对病原微生物、寄生虫及肿瘤细胞所致疾病的药物治疗，简称化疗，化疗药物包括抗菌药物、抗寄生虫药物和抗肿瘤药物三类。

5. 细菌耐药性 又称抗药性，是指病原菌与抗菌药物多次接触后，对抗菌药物的敏感性

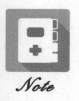

降低或消失的现象。耐药性的产生给治疗带来许多困难,对人们健康构成严重威胁,应高度重视。

6. 抗菌后效应(PAE) 指抗菌药物与细菌接触一段短暂时间后,药物浓度逐渐下降,低于最小抑菌浓度,或药物已排出后,仍然对细菌的生长繁殖有抑制作用,此现象称为抗菌后效应。一般而言,PAE 时间越长,其抗菌活性越强,故 PAE 是评价抗菌药物活性的重要指标之一。

第二节 青霉素类抗菌药物

此类药物包括青霉素类、头孢菌素类和新型 β-内酰胺类。该类抗菌药物的作用机制是抑制细菌细胞壁的生物合成,导致细胞壁缺损,菌体膨胀破裂而杀菌。它们抗菌活性强,毒性低,临床应用广泛。

青霉素类按来源不同,分为天然青霉素和半合成青霉素。

(一) 天然青霉素

青霉素 G(penicillin G,benzylpenicillin,苄青霉素)

青霉素 G 简称青霉素,口服被胃酸破坏,通常做成粉针剂,用其钠盐或钾盐肌内注射或静脉滴注。其水溶液不稳定,室温下放置 24 h 大部分失效,并易引起过敏反应,须临用前配制。半衰期约为 0.5 h,但作用时间可维持 4~6 h。青霉素 G 在 pH 值为 5.0~7.5 时比较稳定,静脉滴注时最好置于 0.9%氯化钠注射液中(pH 值为 4.7~7.0)。

【药理作用和临床应用】

青霉素 G 为窄谱抗生素,其抗菌谱和临床应用见表 16-1。

表 16-1 青霉素 G 的抗菌谱和临床应用

细菌种类	临床应用	注意事项
1.革兰阳性球菌		
溶血性链球菌	咽炎、扁桃体炎、猩红热、蜂窝组织炎、产褥热等	
肺炎链球菌	大叶性肺炎、脑膜炎	
草绿色链球菌	心内膜炎	常与庆大霉素合用
金黄色葡萄球菌	疖、痈、呼吸道感染、骨髓炎、败血症等	耐药者可改用苯唑西林等
2.革兰阳性杆菌		需与抗毒血清合用
破伤风梭菌	破伤风	
产气荚膜梭菌	气性坏疽	
白喉棒状杆菌	白喉	
3.革兰阴性球菌		
脑膜炎奈瑟菌	流行性脑脊髓膜炎	
淋病奈瑟菌	淋病	
4.螺旋体		
梅毒螺旋体	梅毒	
钩端螺旋体	钩端螺旋体病	
回归热螺旋体	回归热	
5.放线菌	放线菌病	大剂量、长疗程

耐药菌(如金黄色葡萄球菌)易产生青霉素酶,破坏青霉素 G 的 β-内酰胺环,使其抗菌活性消失,故耐药菌感染不选用青霉素 G。

【不良反应】

1. 过敏反应 发生率高,表现有皮肤过敏和血清样反应,如皮疹、血管神经性水肿、药物热、腹痛、关节肿痛、淋巴结肿大等,严重者引起过敏性休克,表现为烦躁、胸闷、气急、面色苍白、出冷汗、发绀、脉搏细弱、血压下降、昏迷等,可导致呼吸和循环系统衰竭而危及生命。青霉素 G 过敏反应的防治措施:①严格掌握适应证,在有抢救过敏性休克的条件下才能注射青霉素 G。②详细询问患者有无药物过敏史,对有青霉素 G 过敏史者禁用,对有其他药物过敏者慎用。③使用前需先做皮试(包括初次注射、中途更换批号及停药时间超过 3 天者),皮试液配成 500 U/mL,皮试局部消毒应单用酒精而不用碘酊,皮内注射 50 U/0.1 mL,皮试 20 min 后观察结果,皮试阳性者禁用。④避免在饥饿时用药及局部用药,注射后要观察 20 min。⑤一旦发生过敏反应,立即抢救,皮下或肌内注射 0.1% 盐酸肾上腺素 0.5~1 mL,必要时每隔 15~30 min 重复一次,或在输液时加入肾上腺素;酌情加用糖皮质激素、抗组胺药、升压药,必要时采取人工呼吸、给氧、气管切开等措施,维持呼吸和循环功能。

2. 毒性反应 青霉素 G 鞘内注射或大剂量快速静脉滴注,可引起头痛、抽搐、昏迷等神经系统反应,称为青霉素脑病。用药时应注意控制用量和滴速。

3. 其他 肌内注射可出现局部红肿、疼痛、硬结甚至周围神经炎,钾盐尤甚。静脉给予大剂量钾盐时,可出现高钾血症,甚至心律失常,故钾盐不可快速静脉注射。

(二) 半合成青霉素

半合成青霉素是在天然青霉素的基础上,用化学合成方法引入不同侧链,分别得到具有耐酸(可口服)、耐酶(对耐药金黄色葡萄球菌有效)、广谱、抗铜绿假单胞菌等特点。其抗菌机制、不良反应同青霉素,与青霉素有交叉过敏性,不论口服还是注射给药前均要做皮试,阴性者方能应用。常用半合成青霉素药物的分类和抗菌特点见表 16-2。

表 16-2 半合成青霉素药物的分类和抗菌特点

分类与常用药物	抗 菌 特 点
1. 耐酸青霉素 青霉素 V	①耐酸,可口服,不耐酶; ②抗菌谱同青霉素 G,作用稍弱,用于敏感菌轻度感染
2. 耐酸耐酶青霉素 苯唑西林(oxacillin) 氯唑西林(cloxacillin)	①抗菌谱类似青霉素 G; ②耐酶,主要用于耐药金黄色葡萄球菌感染; ③耐酸,可口服,有胃肠道反应
3. 广谱青霉素 氨苄西林(ampicillin) 阿莫西林(amoxicillin)	①广谱,对革兰阳性和阴性菌有效; ②不耐酶; ③耐酸,可口服; ④用于敏感菌引起的全身感染
4. 抗铜绿假单胞菌青霉素 羧苄西林(carbenicillin) 哌拉西林(piperacillin)	①广谱,对铜绿假单胞菌作用强; ②不耐酶; ③不耐酸,需注射给药
5. 抗革兰阴性杆菌青霉素 美西林(mecillinam) 替莫西林(temocillin)	①对革兰阴性菌作用强; ②用于革兰阴性菌所致的尿路感染

第三节　头孢菌素类

一、头孢菌素类

头孢菌素类具有与青霉素相同的 β-内酰胺环结构,抗菌机制与青霉素相似。其特点是广谱、杀菌力强、过敏反应少(与青霉素有部分交叉过敏反应)、对青霉素酶稳定等,故临床应用广泛。本类药物部分可口服如头孢氨苄、头孢拉定,部分需注射给药。按照其开发顺序、抗菌谱、对青霉素酶的稳定性及肾毒性大小的不同分为 4 代,其分类和特点如表 16-3 所示。

表 16-3　头孢菌素类的分类和特点

分代	名　　称	抗革兰阳性菌	抗革兰阴性菌	肾毒性
第一代	头孢氨苄(cefalexin,先锋Ⅳ)	＋＋＋＋	＋	＋＋
	头孢唑啉(cefazolin,先锋Ⅴ)			
	头孢拉定(cefradine,先锋Ⅵ)			
	头孢羟氨苄(cefadroxil)			
第二代	头孢克洛(cefaclor)	＋＋	＋＋	＋
	头孢呋辛(cefuroxime)			
	头孢孟多(cefamandole)			
第三代	头孢噻肟(cefotaxime)	＋	＋＋＋	－
	头孢曲松(ceftriaxone)			
	头孢他啶(ceftazidime)			
	头孢哌酮(cefoperazone)			
第四代	头孢匹罗(cefpirome)	＋＋	＋＋＋＋	－
	头孢吡肟(cefepime)			
	头孢利定(cefolidin)			

二、新型 β-内酰胺类

(一) 碳青霉烯类

本类主要有美罗培南(meropenem)、亚胺培南-西司他丁钠(imipenem and cilastatin sodium)。特点:广谱、强效、耐酶、抑酶等。主要用于呼吸道、泌尿道及皮肤软组织感染,脑膜炎,败血症,妇科疾病等。与青霉素有交叉过敏反应。

(二) β-内酰胺酶抑制剂

β-内酰胺酶抑制剂主要有克拉维酸(clavulanic acid,棒酸)、舒巴坦(sulbactam,青霉烷砜)。本类药物的作用是抑制 β-内酰胺酶(青霉素酶),常与 β-内酰胺类配伍成复合制剂,可对抗细菌耐药性的产生,增强抗菌效力。如阿莫西林与克拉维酸钾配伍的奥格门汀、氨苄西林与舒巴坦配伍的舒他西林、头孢哌酮与舒巴坦配伍的舒普深等。

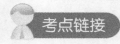 考点链接

季某,女,15 岁,扁桃体炎,遵医嘱做青霉素皮试,5 min 后出现面色苍白、出冷汗、头晕、胸

闷、烦躁、脉搏细速、血压下降。

1. 该患者出现的是什么反应?(　　　)

A.青霉素毒性反应　　　　　　B.青霉素局部反应　　　　　　C.青霉素过敏反应

D.皮肤过敏反应　　　　　　　E.细菌毒性反应

2. 应该立即采取什么治疗措施?(　　　)

A.立即静脉注射葡萄糖　　　　　　　　　B.立即肌内注射抗组胺药

C.立即静脉滴注维生素 B₆　　　　　　　D.立即肌内注射盐酸肾上腺素

E.立即肌内注射镇静药物

分析:该患者出现的是青霉素过敏反应。青霉素过敏反应是速发型过敏反应,常在皮试或注射后数分钟内出现,上述症状为过敏性休克表现,应该立即肌内注射盐酸肾上腺素。盐酸肾上腺素为抢救过敏性休克的首选药物。

【主要考点】

①青霉素的临床应用,青霉素过敏反应的临床症状,过敏反应的防治措施。

②半合成青霉素及头孢菌素药物的特点。

小　结

β-内酰胺类抗生素包括青霉素类、头孢菌素类和新型 β-内酰胺类。它们具有抗菌活性强、毒性低、疗效强的特点,临床应用广泛。青霉素类主要不良反应是过敏反应,严重者可发生过敏性休克,危害大,故应熟练掌握过敏反应的防治措施。

自　测　题

一、名词解释

1.抗菌谱　2.耐药性　3.化学治疗

二、填空题

1. β-内酰胺类抗生素的作用机制是抑制细菌_____的生物合成。

2. 对青霉素 G 最易产生耐药性的是_____菌,该菌与青霉素 G 反复接触后能产生_____酶,破坏青霉素的结构。

三、选择题

【A1 型题】

1. 大叶性肺炎选择抗菌药,正确的是(　　　)。

A.青霉素 V　B.苯唑西林　C.阿莫西林　D.青霉素 G　E.哌拉西林

2. 青霉素类共同具有的特点是(　　　)。

A.耐酸,可口服　　　　　　B.耐青霉素酶　　　　　　C.广谱

D.主要应用于革兰阴性菌感染　E.可能发生过敏性休克,并有交叉过敏反应

3. 防治青霉素过敏反应的措施不包括(　　　)。

A.注意询问用药史　　　　　　　　　　　B.皮试

C.更换批号需再做皮试　　　　　　　　　D.出现过敏性休克首选肾上腺素

E.对天然青霉素过敏者换用半合成青霉素

4. 患者术前做青霉素皮试,错误的是(　　　)。

A.青霉素过敏者需做皮试　B.询问过敏史　　　　　C.用酒精消毒

Note

D. 停药超过 3 天者需再做皮试　　E. 皮试后观察 20 min

5. 耐青霉素酶的半合成青霉素是（　　）。

A. 氨苄西林　　B. 苯唑西林　　C. 阿莫西林　　D. 青霉素 V　　E. 哌拉西林

【A2 型题】

6. 纪某，男，44 岁，因足底被刺伤后出现全身肌肉强直收缩，阵发性痉挛，诊断为破伤风。治疗此患者应采用的药物是（　　）。

A. 镇静剂　　　　　　　　　　　　　　B. 青霉素 G

C. 青霉素 G＋破伤风抗毒血清　　　　　D. 阿莫西林

E. 苯唑西林

【A3 型题】

（7～9 题共用题干）

解某，女，22 岁，肺炎住院，遵医嘱做青霉素 G 皮试。

7. 皮试液应配制成（　　）。

A. 2 万 U/mL　　B. 5000 U/mL　　C. 2000 U/mL　　D. 500 U/mL　　E. 50 U/mL

8. 皮试后 5 min，出现烦躁、胸闷、气急、面色苍白、出冷汗、脉搏细速、血压下降，是发生了（　　）。

A. 过敏反应　　　　　　B. 毒性反应　　　　　　C. 神经系统反应

D. 低血糖反应　　　　　E. 晕针反应

9. 此时应立即注射（　　）。

A. 镇静剂　　　　　　　B. 盐酸肾上腺素　　　　C. 葡萄糖液

D. 维生素 B_6　　　　　E. 钙剂

【A4 型题】

（10～11 题共用题干）

齐某，女，30 岁，体温 39 ℃，因受外伤出现颈项强直，牙关紧闭，诊断为破伤风。

10. 给予下列哪项药物不正确？（　　）

A. 青霉素 G　　　　　　B. 破伤风抗毒素　　　　C. 镇静剂

D. 兴奋剂　　　　　　　E. 降温药

11. 下列哪些药需做皮试？（　　）

A. 青霉素 G　　　　　　B. 破伤风抗毒素　　　　C. 镇静剂

D. 兴奋剂　　　　　　　E. 青霉素 G＋破伤风抗毒素

【B 型题】

（12～14 题共用选项）

A. 头孢菌素类　　　　　B. 广谱类青霉素　　　　C. 耐酸耐酶青霉素

D. 天然青霉素　　　　　E. 耐酸类青霉素

12. 阿莫西林属于（　　）。

13. 头孢氨苄属于（　　）。

14. 苯唑西林属于（　　）。

【X 型题】

15. 耐药金黄色葡萄球菌感染可选用（　　）。

A. 阿莫西林　　B. 苯唑西林　　C. 氯唑西林　　D. 青霉素 G　　E. 青霉素 V

四、简答题

简述青霉素 G 的过敏反应及防治措施。

Note

第四节 大环内酯类及林可霉素类抗生素

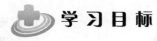

掌握红霉素、林可霉素抗菌谱和抗菌特点、临床应用和不良反应。

案例引导

患者，女，20岁。于2004年1月16日因头痛、咽喉肿痛1天来院就诊。

查体：咽部充血，双侧扁桃体Ⅰ度肿大，T 37.5 ℃。

治疗：口服琥乙红霉素每次0.25 g(2片)，每天3次，连续服药3天，咽喉肿痛消失。

一、大环内酯类

大环内酯类是具有大内酯环结构的抗生素，通过抑制细菌体内蛋白质合成，迅速发挥抑菌作用。天然品主要有红霉素、麦迪霉素、麦白霉素、螺旋霉素等，人工半合成品有罗红霉素、琥乙红霉素、克拉霉素、阿奇霉素、乙酰麦迪霉素、乙酰螺旋霉素、交沙霉素等。

（一）红霉素（erythromycin）

【药理作用和临床应用】

红霉素抗菌谱与青霉素相似但较广，抗菌作用弱于青霉素。对革兰阳性菌如金黄色葡萄球菌、肺炎链球菌、白喉棒状杆菌、梭状芽孢杆菌，革兰阴性菌如脑膜炎奈瑟菌、淋病奈瑟菌、流感嗜血杆菌、百日咳鲍特菌，以及嗜肺军团菌、弯曲杆菌、支原体、衣原体、立克次体等有较强抑制作用。

红霉素主要用于耐青霉素的革兰阳性菌（尤其是金黄色葡萄球菌）感染和青霉素过敏者，是军团菌肺炎、支原体肺炎、白喉带菌者的首选药。细菌对红霉素易产生耐药性，停药数月后，可恢复敏感性。与其他大环内酯类有交叉耐药性。

【不良反应】

（1）局部刺激：口服有胃肠刺激反应，宜饭后服，服药前及服药时不宜饮酸性饮料，以免降低疗效。刺激性强，不宜肌内注射。静脉滴注可引起静脉炎，浓度不应超过0.1%，乳糖酸红霉素粉针剂临用前宜用注射用水溶解，忌用生理盐水做溶剂，以免引起盐析反应，也不宜与其他药在静脉滴注瓶内混合。

（2）肝损伤：大剂量或长期应用尤其是酯化红霉素时，可致胆汁淤积、肝大和转氨酶升高等。故孕妇及肝脏疾病者不宜应用，婴幼儿慎用。

（3）耳毒性：大剂量给药偶可致耳鸣及暂时性耳聋。

（4）不宜与青霉素类、氯霉素、克林霉素（疗效拮抗）和四环素类（可加重肝损伤）合用，肝功能不良者忌用。

（二）其他大环内酯类

主要特点：①抗菌谱及抗菌活性与红霉素相似；②与红霉素之间有交叉耐药性；③罗红霉

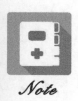
Note

素、琥乙红霉素、克拉霉素等口服吸收好,胃肠反应轻;④罗红霉素、阿奇霉素半衰期长,罗红霉素每日给药 1~2 次,阿奇霉素每日仅需给药一次。

二、林可霉素类

林可霉素(lincomycin,洁霉素)和克林霉素(clindamycin,氯洁霉素)

二者抗菌谱相同,对革兰阳性菌及大多数厌氧菌作用强,骨关节组织药物浓度高,主要用于治疗金黄色葡萄球菌引起的急、慢性骨髓炎及关节感染,是首选药,也可用于敏感菌感染的青霉素过敏者。可致胃肠反应,假膜性肠炎,大剂量静脉滴注或速度过快可致血压下降,甚至呼吸、心跳停止,故不宜大剂量快速静脉给药。孕妇、哺乳期妇女和新生儿禁用。

【主要考点】

红霉素的临床应用,红霉素的不良反应。

小 结

大环内酯类抗生素临床主要用于对青霉素过敏及耐药金黄色葡萄球菌、军团菌、支原体、衣原体引起的感染,主要不良反应有局部刺激反应、肝损害、耳毒性等。林可霉素和克林霉素骨关节组织药物浓度高,是治疗金黄色葡萄球菌引起的急、慢性骨髓炎的首选药。

自 测 题

一、名词解释

大环内酯类抗生素

二、填空题

1. 乳糖酸红霉素粉针剂注射时先用＿＿＿＿＿溶解,忌用＿＿＿＿＿溶解。

2. 治疗金黄色葡萄球菌引起的骨髓炎首选＿＿＿＿＿,治疗军团菌肺炎首选＿＿＿＿＿。

三、选择题

【A1 型题】

1. 不属于大环内酯类的是( )。

A. 红霉素　　　B. 罗红霉素　　　C. 克林霉素　　　D. 阿奇霉素　　　E. 交沙霉素

2. 对青霉素过敏患者的革兰阳性菌感染应选用( )。

A. 苯唑西林　　B. 阿莫西林　　C. 红霉素　　　D. 氨苄西林　　　E. 以上均不可

3. 红霉素的主要不良反应有( )。

A. 胃肠反应、肝损害、肾损害　　　　　　　　B. 耳毒性、肝损害、局部刺激

C. 胃肠反应、肾损害、刺激性强　　　　　　　D. 胃肠反应、肾损害、抑制骨髓

E. 胃肠反应、刺激性强、抑制骨髓

【A2 型题】

稽某,男,8 岁,发热,右胫骨痛,诊断为急性骨髓炎。

4. 应该用哪种抗生素?( )

A. 克林霉素　　B. 罗红霉素　　C. 红霉素　　　D. 阿奇霉素　　　E. 阿莫西林

【A3 型题】

(5~6 题共用题干)

柯某,男,15 岁,干咳无痰,低热、乏力,诊断为支原体肺炎。

5. 该患者应首选下列哪种抗菌药物?(　　)

A. 青霉素　　　B. 头孢氨苄　　　C. 克林霉素　　　D. 红霉素　　　E. 林可霉素

6. 用药期间应用哪种液体作为稀释剂?(　　)

A. 生理盐水　　B. 注射用水　　C. 50%糖水　　D. 醋　　　E. 蒸馏水

【A4 型题】

(7~8 题共用题干)

赖某,女,37 岁,咳嗽喘息,高热,诊断为细菌性肺炎,青霉素皮试阳性。

7. 该患者可用下列哪种抗生素静脉滴注?(　　)

A. 头孢拉定　　B. 阿奇霉素　　C. 头孢氨苄　　D. 苯唑西林　　E. 青霉素

8. 该患者如果联用抗生素,下列哪组抗生素合理?(　　)

A. 红霉素+青霉素　　　　B. 红霉素+林可霉素　　　　C. 青霉素+克林霉素

D. 红霉素+庆大霉素　　　E. 红霉素+四环素

【X 型题】

9. 红霉素的抗菌谱为(　　)。

A. 支原体　　　　　　B. 衣原体　　　　　　C. 军团菌

D. 耐药金黄色葡萄球菌　　E. 白喉杆菌

四、简答题

红霉素的用途。

第五节　氨基糖苷类抗菌药物及多黏菌素

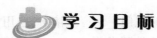

掌握氨基糖苷类抗菌药物的共同作用机制、体内过程、不良反应。链霉素、庆大霉素、阿米卡星的抗菌谱、临床应用、不良反应。

案例引导

李某,女,35 岁,因畏寒发热,全身酸软乏力 1 天余,就诊于当地医院,按"重感"予以先锋霉素、庆大霉素、病毒唑等静脉输液。其中庆大霉素量为 24 万 U,治疗结束后,体温未见明显降低,故再次给予庆大霉素 8 万 U、复方氨基比林 2 mL 肌内注射。次晨患者起床后突然发现周围环境无任何声音,后告知医师,诊断为"药物中毒性耳聋"。

一、氨基糖苷类的抗菌药物共同特点

本类药物包括庆大霉素、链霉素、妥布霉素、阿米卡星、奈替米星、新霉素、西索米星、小诺米星、大观霉素等,具有以下共同特点。

(1)抗菌谱广:对革兰阴性菌作用强于革兰阳性菌,抗菌机制是抑制细菌蛋白质合成,为静止期杀菌剂。碱性环境中作用增强。本类药物间有交叉耐药性。

(2)口服难吸收,仅用于肠道感染。全身感染需注射给药。本类药物可通过胎盘,故孕妇慎用。

（3）不良反应：①耳毒性，表现为眩晕、恶心、呕吐、耳鸣、听力减退、耳聋。用药期间注意检查听力，有耳鸣、眩晕及时停药，忌与其他有耳毒性的药物合用，如强效利尿药、万古霉素、甘露醇等，也应避免与抗晕动病药、镇静催眠药等能掩盖耳毒性的药物合用。孕妇禁用或慎用，以免影响胎儿。②肾毒性，可致蛋白尿、管型尿、肾功能减退。故疗程不要超过 7～10 天，老年人及肾功能减退者禁用，避免与磺胺类、第一代头孢菌素、强效利尿药等有肾毒性的药物合用。③大剂量可阻断神经肌肉接头，导致肌肉麻痹，可注射钙剂和新斯的明解救。④偶见过敏性休克，以链霉素最为严重，治疗除注射肾上腺素外，应静脉注射钙剂，其余措施同青霉素。

二、常用的氨基糖苷类药物

1. 庆大霉素（gentamicin） 对多数革兰阴性杆菌作用强，尤其对铜绿假单胞菌作用较强，临床主要用于敏感菌引起的呼吸道、泌尿道、胆道、肠道疾病及烧伤感染、败血症等。

2. 链霉素（streptomycin） 对结核分枝杆菌及多数革兰阴性杆菌作用强大，但易耐药，主要用于：①结核病，为一线抗结核病药；②鼠疫和兔热病的首选药；③草绿色链球菌引起的心内膜炎，与青霉素合用；④耳毒性较大，过敏反应在本类药物中发生率最高，过敏性休克发生率比青霉素低，但死亡率高，应注意。

3. 妥布霉素（tobramycin） 对铜绿假单胞菌的作用比庆大霉素强，主要用于革兰阴性杆菌特别是铜绿假单胞菌引起的心内膜炎、败血症、骨髓炎等。

4. 大观霉素（spectinomycin，淋必治） 对淋病奈瑟菌有强大杀灭作用，主要用于治疗急性淋菌性尿道炎，为首选药之一，也可用于非淋菌性尿道炎的治疗，对衣原体、梅毒螺旋体无效。

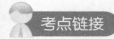 考点链接

患者，男，45 岁，患肺结核进行化疗，选用异烟肼、利福平、链霉素联合治疗，后出现眩晕、耳鸣、听力下降。问题：上述症状可能是哪个药物引起的？

分析：链霉素是氨基糖苷类抗生素，较易引起听神经的损害，表现有眩晕、恶心、呕吐、耳鸣、听力减退、耳聋等，故使用时注意检查听力，及时发现，及时停药。

【主要考点】
氨基糖苷类的共同特点、临床应用及不良反应。

🔲 小 结

氨基糖苷类抗生素对革兰阴性菌作用强，有些还具有抗铜绿假单胞菌和结核分枝杆菌作用。本类药物口服难吸收，需注射给药。主要不良反应有耳毒性、肾毒性、神经肌肉麻痹及过敏反应。

🔲 自 测 题

一、填空题

1. 氨基糖苷类抗生素主要不良反有_____、_____、_____、_____。
2. 大剂量氨基糖苷类引起肌肉麻痹，应用_____抢救。

Note

二、选择题

【A1 型题】

1. 庆大霉素与强效利尿药合用会引起( )。

A. 抗菌作用增强   B. 肾毒性加重   C. 肾毒性减轻

D. 耳毒性加重   E. 利尿作用增强

2. 易引起听力减退、耳聋的药物是( )。

A. 青霉素 G   B. 头孢菌素类   C. 半合成青霉素

D. β-内酰胺类   E. 氨基糖苷类

【A2 型题】

3. 区某,女,50 岁,因发热、尿频、尿急、尿痛,诊断为尿路感染,给予庆大霉素每次 8 万 U,肌内注射,每天 2 次,3 天后出现眩晕、耳鸣、听力下降,此时应考虑为( )。

A. 低血压反应   B. 高血压反应   C. 过敏反应   D. 耳毒性   E. 低血糖

【A3 型题】

(4～6 题共用题干)

皮某,男,42 岁,患肺结核要进行化疗。

4. 下列药物可以选择的是( )。

A. 庆大霉素   B. 链霉素   C. 克林霉素   D. 妥布霉素   E. 大观霉素

5. 该药的给药途径是( )。

A. 口服   B. 皮下注射   C. 肌内注射   D. 静脉注射   E. 吸入给药

6. 用药期间重点注意观察的不良反应是( )。

A. 耳毒性   B. 胃肠反应   C. 过敏反应   D. 心血管反应   E. 皮肤症状

【A4 型题】

(7～8 题共用题干)

倪某,女,5 岁,因饮食不洁,出现急性腹泻、脱水,诊断为急性肠炎。

7. 可口服下列哪种抗生素?( )

A. 庆大霉素   B. 青霉素   C. 克林霉素   D. 头孢哌酮   E. 红霉素

8. 该药不能与下列何药配伍?( )

A. 青霉素   B. 红霉素   C. 头孢哌酮   D. 克林霉素   E. 链霉素

【X 型题】

9. 氨基糖苷类抗生素的主要不良反应包括( )。

A. 耳、肾毒性   B. 骨髓抑制   C. 过敏反应

D. 神经肌肉阻滞   E. 抑制牙生长

三、简答题

简述氨基糖苷类药物的主要不良反应和用药注意事项。

第六节   四环素类及氯霉素类抗菌药物

一、四环素类

四环素类药物分为天然品和人工半合成品两类。天然品有四环素(tetracycline)、土霉素(oxytetracycline)、金霉素(aureomycin),人工半合成品有多西环素(doxycycline)、米诺环素

(minocycline)等。

【药理作用和临床应用】

四环素类药物抗菌谱广,对革兰阳性菌和阴性菌、立克次体、支原体、衣原体、螺旋体等均有抑制作用。对铜绿假单胞菌和真菌无效。①立克次体感染(斑疹伤寒、羌虫病)、支原体、衣原体感染(肺部感染、尿路感染等)的首选药。②用于肠道感染。③青霉素过敏者的替代品。

【不良反应】

1. 二重感染 长期大量应用广谱抗菌药物后,杀灭或抑制肠内有益菌群,破坏了肠道内微生态平衡,导致菌群失调,不敏感细菌株和真菌趁机生长繁殖,形成了新的感染,称为二重感染或菌群交替症。老年人、幼儿及抵抗力差的合用糖皮质激素患者更易发生。一旦发生,应立即停用原抗生素并采用相应的药物治疗。

2. 影响骨骼和牙齿的生长发育 四环素类易在形成期的骨骼和牙齿中沉积并与钙相结合,可致牙齿黄染及釉质发育不良,并可抑制婴幼儿骨骼生长发育,孕妇、哺乳期妇女及 8 岁以下儿童禁用。

3. 局部刺激性强 不宜肌内注射,必要时应稀释后缓慢静脉滴注;口服常见胃肠道反应,宜饭后服用,但应注意乳制品、碳酸氢钠和多价金属离子(如 Ca^{2+}、Mg^{2+}、Fe^{2+}、Al^{3+})均能减少吸收,必须合用时,应间隔 3 h 以上。

4. 其他 长期大剂量静脉滴注(每日超过 2 g),可致肝损伤,变质药物可致肾损伤。此外,偶见药物热、皮疹等过敏性反应。长期用药患者因药物抑制了肠道正常细菌,可引起维生素 B 和维生素 K 缺乏,应注意补充。

人工半合成品多西环素、米诺环素的特点是:①脂溶性高,吸收好,抗菌活性比四环素强 2～4 倍,与天然品无交叉耐药性。②半衰期长,每日给药 1～2 次,多用于呼吸道、胆道、泌尿道感染及皮肤软组织感染等。

二、氯霉素(chloramphenicol)

【药理作用和临床应用】

氯霉素为速效抗菌药物,抗菌谱广,对革兰阴性菌作用强,如对伤寒沙门菌、流感嗜血杆菌、厌氧菌、百日咳鲍特菌、布鲁杆菌等作用较强,对立克次体、沙眼衣原体、肺炎支原体、螺旋体等也有效。由于可引起致死性的再生障碍性贫血,应用受到限制,主要用于:①伤寒、副伤寒;②立克次体感染;③细菌性脑膜炎;④眼科感染的局部用药。

【不良反应】

1. 抑制骨髓造血功能 氯霉素最主要也最严重的毒性反应。有两种表现形式:一是与剂量和疗程有关的可逆性白细胞、血小板、红细胞减少,多在用药 5～7 天后发生,及时停药可以恢复;二是与剂量和疗程无关的再生障碍性贫血,表现有淤斑、淤点、鼻出血及高热、咽痛等症状,难以治疗,死亡率高。为防止上述反应,应避免滥用,在用药期间应每隔 3 天检查血常规,剂量每日不超过 1 g,疗程不超过 5～7 天。

2. 灰婴综合征 主要发生在新生儿和早产儿,表现为腹胀、呕吐、呼吸不规则、发绀、循环系统衰竭等,原因是肝药酶系统发育未完善,肾排泄能力差造成蓄积中毒。早产儿、2 周内新生儿、妊娠末期妇女禁用,新生儿如病情需要,每日剂量不应超过 25 mg/kg。

3. 其他 有消化道反应、二重感染、中毒性精神症状等。

【主要考点】
①四环素的临床应用和不良反应。
②氯霉素的临床应用和不良反应。

小　结

　　四环素类、氯霉素为广谱抗菌药物,对革兰阳性菌、革兰阴性菌、放线菌、立克次体、支原体、衣原体、螺旋体等有抑制作用。四环素是立克次体、支原体、衣原体感染的首选药,但不良反应较多。氯霉素抑制骨髓作用较强,应注意防治。

自　测　题

一、名词解释

1. 二重感染　　2. 灰婴综合征

二、填空题

长期使用四环素,主要不良反应有_____、_____、_____。

三、选择题

【A1 型题】

1. 氯霉素抗菌谱广,但用途受到限制,是因为(　　)。

A. 影响骨、牙生长　　　　　　B. 胃肠道反应　　　　　　　　C. 严重肝损伤

D. 抑制骨髓　　　　　　　　　E. 二重感染

2. 对多西环素的特点叙述错误的是(　　)。

A. 抗菌活性比四环素强　　　　B. 半衰期短,4 次/日　　　　　C. 半衰期长,1~2 次/日

D. 与天然品无交叉耐药性　　　E. 口服吸收好

【A2 型题】

3. 马某,男,21 岁,农村人,高热、剧烈头痛,诊断为流行性斑疹伤寒。该患者应首选下列何种药?(　　)

A. 四环素　　　B. 青霉素　　　C. 红霉素　　　D. 庆大霉素　　　E. 克林霉素

【A3 型题】

(4~5 题共用题干)

买某,男,15 岁,刺激性干咳 2 个月,全身酸痛,乏力,诊为支原体肺炎。

4. 可选下列哪种抗生素?(　　)

A. 氯霉素　　　B. 四环素　　　C. 青霉素　　　D. 头孢氨苄　　　E. 阿米卡星

5. 上述治疗药物可与下列哪种食物或药物同服?(　　)

A. 牛奶　　　　B. Fe^{2+}　　　C. Mg^{2+}　　　D. Al^{3+}　　　E. 苹果汁

【A4 型题】

(6~7 题共用题干)

麦某,女,6 岁,感冒后出现高热、头痛、剧烈呕吐,颈项强直,诊为流行性脑脊髓膜炎。青霉素皮试阳性。

6. 该患儿应选择下列哪种药物?(　　)

A. 头孢氨苄　　B. 四环素　　　C. 青霉素　　　D. 氯霉素　　　E. 阿米卡星

7. 使用该药过程中应注意检查(　　)。

A. 血常规　　　B. 心电图　　　C. 肝功能　　　D. 尿常规　　　E. 血糖

【B 型题】

(8~10 题共用选项)

A. 二重感染　　　　　　　　　B. 脱发　　　　　　　　　　　C. 耳、肾毒性

D. 抑制造血功能　　　　　　　E. 水肿

8. 四环素的主要不良反应有(　　)。

9. 氯霉素的主要不良反应有(　　)。

10. 链霉素的主要不良反应有(　　)。

四、简答题

简述氯霉素的主要不良反应及用药注意事项。

第七节　氟喹诺酮类人工合成抗菌药物

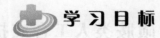

学习目标

掌握氟喹诺酮类抗菌谱、作用特点、临床应用和不良反应。

案例引导

　　一名 12 岁的男孩由于腹泻住院,输液 10 min 后出现呼吸困难等症状,经医生停药抢救之后情况才有所好转。检查后发现是由于使用左氧氟沙星注射液所导致的。国家市场监督管理总局通报说,在左氧氟沙星注射剂说明书中已有明确提示,18 岁以下患者严禁使用此类药品。

　　氟喹诺酮类是人工合成抗菌药物,能抑制细菌 DNA 回旋酶而产生抗菌作用,根据其临床应用先后及抗菌性能分为四代,见表 16-4。

表 16-4　氟喹诺酮类分类

分代	药 物 名 称
第一代	萘啶酸
第二代	吡哌酸
第三代	诺氟沙星、培氟沙星、环丙沙星、氧氟沙星、左氧氟沙星、依诺沙星、洛美沙星、氟罗沙星、司帕沙星
第四代	克林沙星、加替沙星

【药理作用和临床应用】

　　第一代为萘啶酸,抗菌谱窄,口服吸收差,已淘汰。

　　第二代为吡哌酸,抗菌谱比第一代广,但只对革兰阴性杆菌有效,可用于敏感菌引起的消化道、泌尿道感染。

　　目前临床常用第三代,其具有抗菌谱广、抗菌力强、口服吸收好、不良反应少等特点。对革兰阳性菌和革兰阴性菌均有强大的抗菌作用,尤其对革兰阴性杆菌(如铜绿假单胞菌、大肠埃希菌、伤寒沙门菌、志贺痢疾杆菌等)和淋病奈瑟菌有很强的抗菌作用;其中有的品种对衣原体、支原体及结核分枝杆菌等也有效。本类药物穿透力强,体内分布广,尿中浓度高。

　　本类药物可用于治疗各种敏感菌引起的呼吸道、肠道、泌尿道感染及淋病、皮肤软组织感染、骨髓炎、化脓性关节炎、伤寒等。

　　第四代有克林沙星、加替沙星等,口服吸收好,分布广,半衰期长,抗菌谱进一步扩大,抗菌

Note

活性更高,对大多数敏感菌所致感染的疗效已达或超过 β-内酰胺类抗生素。

【不良反应】

1. 胃肠道反应 主要表现为恶心、呕吐、食欲减退等,可饭后服用,有溃疡史者慎用。

2. 中枢神经系统反应 表现为头痛、头晕、烦躁、焦虑等,有癫痫史者禁用,忌与解热镇痛药合用。

3. 其他 有过敏反应,出现药疹、皮肤瘙痒、血管神经性水肿,少数出现光敏性皮炎(如司帕沙星、氟罗沙星、洛美沙星),关节、软骨损害等,18 岁以下患者、孕妇、哺乳期妇女禁用,肝、肾功能不良者慎用。长期服用氟喹诺酮类药(尤其是环丙沙星)可致肌腱损伤,用药期间跟腱或腓肠肌疼痛的患者应警惕,老年人和运动员慎用。

氟喹诺酮类具有广谱、高效的特点,临床广泛用于肠道、尿道、呼吸道、皮肤软组织等感染。

第八节 磺胺类人工合成抗菌药物

一、磺胺类药

磺胺类药是最早用于治疗全身感染的人工合成抗菌药物,常用药物分类、特点和用途见表 16-5。

表 16-5 磺胺类药的分类、特点和用途

分　类	特点和用途
1. 全身感染用磺胺	
磺胺嘧啶(sulfadiazine,SD)	口服易吸收,易通过血脑屏障,脑脊液中浓度高,是治疗流行性脑脊髓膜炎的首选药
磺胺甲噁唑(sulfamethoxazole,SMZ)	口服易吸收,用于尿道、呼吸道、肠道感染
2. 肠道感染用磺胺	
柳氮磺吡啶(sulfasalazine,SASP)	口服吸收少,肠内浓度高,用于溃疡性结肠炎
3. 外用磺胺	
磺胺嘧啶银(sulfadiazine silver,SD-Ag)	抗铜绿假单胞菌,有收敛作用,用于烧伤、烫伤
磺胺醋酰(sulfacetamide,SA)	刺激性小,用于眼科沙眼、结膜炎、角膜炎

【药理作用和临床应用】

其抗菌机制是抑制细菌四氢叶酸的合成,进而影响核酸的生成,抑制细菌的生长繁殖。磺胺类药抗菌谱广,对多数革兰阳性菌和阴性菌、沙眼衣原体、放线菌等均有抑制作用,对病毒、立克次体、支原体、螺旋体无效。

【不良反应】

1. 肾损害 用于全身感染的磺胺类药及其代谢产物在尿中溶解度低(当尿液偏酸性时尤甚)易析出结晶而损伤肾脏,出现结晶尿、管型尿、血尿、少尿及腰痛等。防治措施:①同服等量碳酸氢钠并多饮水;②用药期间每周查尿常规 2～3 次;③老年患者及肾功能不全者慎用,孕妇、新生儿及少尿患者禁用。

2. 过敏反应 较常见,可出现皮疹、药物热、剥脱性皮炎、多形性红斑等,一旦发生,应立即停药。用药前应询问有无药物过敏史。

3. 血液系统反应 抑制造血功能,引起白细胞减少、血小板减少、再生障碍性贫血等,故

用药期间应定期检查血常规。对葡萄糖-6-磷酸脱氢酶缺乏的患者可致溶血性贫血,禁用。

4. 其他反应 有恶心、呕吐、头晕、头痛、乏力等,新生儿可引起胆红素脑病和溶血。驾驶员及高空作业者慎用,2月龄以下婴儿禁用。

二、甲氧苄啶(trimethoprim,TMP)

甲氧苄啶抗菌谱与磺胺类药相似,抗菌机制是抑制细菌二氢叶酸还原酶,阻碍细菌核酸的合成。与磺胺类药合用时,可使细菌叶酸代谢受到双重阻断,抗菌作用增加数倍乃至数十倍。本品常与磺胺甲噁唑、磺胺嘧啶组成复方制剂,如复方磺胺甲噁唑片(每片含磺胺甲噁唑 0.4 g,甲氧苄啶 0.08 g),用于呼吸道、泌尿道及肠道感染的治疗,对伤寒亦有效。长期大量应用可致粒细胞减少、巨幼红细胞性贫血,可用亚叶酸钙治疗。有致畸作用,故孕妇、新生儿禁用。

三、硝基呋喃类药

常用硝基呋喃类药如表 16-6 所示。

表 16-6　常用硝基呋喃类药

分　类	用　途
呋喃妥因(nitrofurantoin,呋喃坦啶)	口服易吸收,尿中浓度高,用于尿路感染
呋喃唑酮(furazolidone,痢特灵)	口服吸收少,肠内浓度高,用于肠炎、细菌性痢疾、伤寒、副伤寒、胃与十二指肠溃疡
呋喃西林(furacilin)	毒性大,只能外用,用于化脓性中耳炎、伤口感染等

考点链接

席某,男,45岁,咳嗽、咳痰、发热 3 天,诊断为"急性支气管炎",按医嘱给患者服用复方磺胺甲噁唑片,并嘱多饮水。

问题:多饮水的目的是什么?(　　　)

A. 减少过敏反应　　　　B. 减少尿中结晶析出　　　　C. 减轻恶心、呕吐反应
D. 升高血压　　　　　　E. 减轻胃肠反应

分析:磺胺药及其代谢产物易在尿中形成结晶,造成肾损伤,多饮水能增加尿量,起到稀释作用,可减少结晶形成。

【主要考点】

①氟喹诺酮类的特点、不良反应。

②磺胺药的临床用途、不良反应及防治措施。

小　结

磺胺类与 TMP 合用作用显著增强,用于尿道、肠道、呼吸道等感染。磺胺嘧啶是治疗流行性脑脊髓膜炎的首选药。全身感染用磺胺类药易引起肾损伤,注意防治。

自　测　题

一、名词解释

甲氧苄啶

二、填空题

呋喃妥因主要用于 _____ 感染，呋喃唑酮主要用于 _____，呋喃西林主要用于 _____。

三、选择题

【A1 型题】

1. 氟喹诺酮类适用于（　　）。

　　A. 消化道感染　　　　　　　　　B. 泌尿道感染　　　　　　　　C. 呼吸道感染

　　D. 皮肤软组织感染　　　　　　　E. 以上均是

2. 常与磺胺类合用以增强疗效的药物是（　　）。

　　A. 四环素　　　B. 氯霉素　　　C. 呋喃妥因　　　D. 甲氧苄啶　　　E. 青霉素

【A2 型题】

3. 查某，3 岁，高热，诊断为流行性脑脊髓膜炎，青霉素皮试阳性，应当为患者选择下列何药？（　　）

　　A. 青霉素 G　　B. 磺胺嘧啶　　C. 红霉素　　　D. 多西环素　　　E. TMP

【A3 型题】

（4～5 题共用题干）

邹某，男，45 岁，慢性支气管炎急性发作。遵医嘱给患者服用复方磺胺甲噁唑片。

4. 期间护士应嘱咐患者（　　）。

　　A. 多饮水　　　B. 少饮水　　　C. 低脂饮食　　　D. 高脂饮食　　　E. 低蛋白饮食

5. 其目的是（　　）。

　　A. 减少过敏反应　　　　　　　B. 减少尿中结晶析出　　　　　　C. 减轻恶心、呕吐

　　D. 升高血压　　　　　　　　　E. 减轻胃肠反应

【A4 型题】

（6～7 题共用题干）

左某，女，12 岁，尿频、尿急、尿痛、血尿，诊为急性膀胱炎。

6. 该患者不能用下列何类药？（　　）

　　A. 磺胺类　　　B. 硝基呋喃类　　C. 甲氧苄啶　　D. 四环素类　　E. 氟喹诺酮类

7. 不能使用的原因是有下列哪种不良反应？（　　）

　　A. 肝损害　　　　　　　　　　B. 肾损害　　　　　　　　　　C. 关节、软骨损害

　　D. 抑制骨髓　　　　　　　　　E. 过敏反应

【B 型题】

（8～10 题共用选项）

　　A. 抑制骨髓　　　　　　　　　B. 肾损害　　　　　　　　　　C. 二重感染

　　D. 关节、软骨损害　　　　　　E. 牙损害

8. 氟喹诺酮类易致（　　）。

9. 磺胺类易致（　　）。

10. 氯霉素易致（　　）。

【X 型题】

11. 为预防磺胺药的肾损害，应注意（　　）。

　　A. 同服等量碳酸氢钠　　　　　B. 多饮水　　　　　　　　　　C. 每周查尿常规 2～3 次

　　D. 少尿患者禁用　　　　　　　E. 新生儿及孕妇禁用

四、简答题

为什么磺胺类药易引起肾损害？应如何防治？

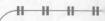

第九节　甲硝唑的运用

一、甲硝唑的药理作用、临床应用和不良反应

【药理作用与临床应用】

甲硝唑用于治疗肠道和肠外阿米巴病（如阿米巴肝脓肿、胸膜阿米巴病等），还可用于治疗阴道滴虫病、小袋虫病和皮肤利什曼病、麦地那龙线虫感染等。该药目前还广泛用于厌氧菌感染的治疗。

【用法用量】

1. 成人常用量

（1）肠道阿米巴病：一次 0.4～0.6 g（2～3 片），一日 3 次，7 日为 1 个疗程。肠道外阿米巴病：一次 0.6～0.8 g（3～4 片），一日 3 次，20 日为 1 个疗程。

（2）贾第鞭毛虫病：一次 0.4 g（2 片），一日 3 次，5～10 日为 1 个疗程。

（3）麦地那龙线虫病：一次 0.2 g（1 片），一日 3 次，7 日为 1 个疗程。

（4）小袋虫病：一次 0.2 g（1 片），一日 2 次，5 日为 1 个疗程。

（5）皮肤利什曼病：一次 0.2 g（1 片），一日 4 次，10 日为 1 个疗程。间隔 10 日后重复 1 个疗程。

（6）滴虫病：一次 0.2 g（1 片），一日 4 次，7 日为 1 个疗程；可同时用栓剂，每晚 0.5 g 置入阴道内，连用 7～10 日。

（7）厌氧菌感染：口服每日 0.6～1.2 g（3～6 片），分 3 次服，7～10 日为 1 个疗程。

2. 小儿常用量

（1）阿米巴病：每日按体重 35～50 mg/kg 服药，分 3 次口服，10 日为 1 个疗程。

（2）贾第鞭毛虫病：每日按体重 15～25 mg/kg 服药，分 3 次口服，连服 10 日。治疗麦地那龙线虫病、小袋虫病、滴虫病的剂量同贾第鞭毛虫病。

（3）厌氧菌感染：口服，每日按体重 20～50 mg/kg 服药。

【不良反应】

15%～30%病例出现不良反应，以消化道反应最为常见，包括恶心、呕吐、食欲不振、腹部绞痛，一般不影响治疗；神经系统症状有头痛、眩晕，偶有感觉异常、肢体麻木、共济失调、多发性神经炎等，大剂量可致抽搐。少数病例发生荨麻疹、潮红、瘙痒、膀胱炎、排尿困难、口中金属味及白细胞减少等，均属可逆性病变，停药后自行恢复。

【禁忌证】

活动性中枢神经系统疾病和血液病者禁用。

【注意事项】

（1）对诊断的干扰：本品的代谢产物可使尿液呈深红色。

（2）原有肝脏疾病患者剂量应减少。出现运动失调或其他中枢神经系统症状时应停药。重复 1 个疗程之前，应做白细胞计数。厌氧菌感染合并肾功能衰竭者，给药间隔时间应由 8 h 延长至 12 h。

（3）本品可抑制酒精代谢，用药期间应戒酒，饮酒后可能出现腹痛、呕吐、头痛等症状。

二、甲硝唑的用药特点

（1）用药期间及用药后2周内不应饮用含酒精的饮料，并避免口服或静脉输入含酒精的药物，以免导致双硫仑样反应。

（2）念珠菌感染者应用本药，其症状会加重，需同时给予抗真菌药治疗。

（3）本药可自胃液持续清除，某些放置胃管做吸引减压者可引起血药浓度下降。

（4）药物不应与含铝的针头或套管接触，静脉滴注速度宜慢，每次滴注时间应超过1 h，并避免与其他药物一起滴注。

（5）用药中如出现运动失调或其他中枢神经系统症状应停药。

（6）本药代谢产物可使尿液呈深红色，此为正常现象，不应与血尿混淆。

第十节　抗菌药物临床合理使用

1. 抗菌药物治疗性应用的基本原则

（1）诊断为细菌性感染者，才有指征应用抗菌药物。

（2）尽早查明感染病原，根据病原种类及细菌药物敏感性试验结果选用抗菌药物。

危重患者在未获知病原菌及药敏结果前，可根据患者的发病情况、发病场所、原发病灶、基础疾病等推断最可能的病原菌，并结合当地细菌耐药状况先给予抗菌药物经验治疗。

（3）按照药物的抗菌作用特点及其体内过程特点选择用药。

（4）抗菌药物治疗方案应综合患者病情、病原菌种类及抗菌药物特点制订。

根据病原菌、感染部位、感染严重程度和患者的生理、病理情况制订抗菌药物治疗方案，包括抗菌药物的选用品种、剂量、给药次数、给药途径、疗程及联合用药等。

2. 抗菌药物的联合应用指征

（1）病原菌尚未查明的严重感染，包括免疫缺陷者的严重感染。

（2）单一抗菌药物不能控制的需氧菌及厌氧菌混合感染，2种或2种以上病原菌感染。

（3）单一抗菌药物不能有效控制的感染性心内膜炎或败血症等重症感染。

（4）需长程治疗，但病原菌易对某些抗菌药物产生耐药性的感染，如结核病、深部真菌病。

（5）由于药物协同抗菌作用，联合用药时应将毒性大的抗菌药物剂量减小，如两性霉素B与氟胞嘧啶联合治疗隐球菌脑膜炎时。联合用药应具有协同或相加抗菌作用，如青霉素类、头孢菌素类等及其他β-内酰胺类与氨基糖苷类联合。

3. 手术切口分类　手术切口分为三类：Ⅰ类清洁切口、Ⅱ类可能污染的切口和Ⅲ类污染切口。在实践中发现这种分类方法不够完善。为了更好地评估手术切口的污染情况，目前普遍将切口分为四类（其中Ⅱ类＋Ⅲ类相当于原来的Ⅱ类），详见表16-7。按上述方法分类，不同切口的感染率显著不同：据统计，清洁切口感染发生率为1％，清洁-污染切口为7％，污染切口为20％，严重污染-感染切口为40％。确切分类一般在手术后做出，但外科医生在术前应进行预测，作为决定是否需要预防性使用抗生素的重要依据。

表16-7　手术切口分类

切口分类	标　准
Ⅰ类（清洁）切口	手术未进入炎症区，未进入呼吸道、消化道及泌尿生殖道，以及闭合性创伤手术符合上述条件者

续表

切口分类	标准
Ⅱ类（清洁-污染）切口	手术进入呼吸道、消化道或泌尿生殖道但无明显污染，例如无感染且顺利完成的胆道、胃肠道、阴道、口咽部手术
Ⅲ类（污染）切口	新鲜开放性创伤手术，手术进入急性炎症但未化脓区域，胃肠道内容物有明显溢出污染，术中无菌技术有明显缺陷（如紧急开胸心脏按压）者
Ⅳ类（严重污染-感染）切口	有失活组织的陈旧创伤手术：已有临床感染或脏器穿孔的手术

Ⅰ类（清洁）切口手术野无污染，通常不需预防性使用抗菌药物，仅在下列情况时可考虑预防用药。

（1）手术范围大、时间长、污染机会增加。

（2）手术涉及重要脏器，一旦发生感染将造成严重后果者，如头颅手术、心脏手术、眼内手术等。

（3）异物植入手术，如人工心瓣膜置换、永久性心脏起搏器置入、人工关节置换等。

（4）高龄或免疫缺陷者等高危人群。

4. 关于外科手术预防用抗生素的选择（表 16-8） 根据手术种类的常见病原菌、切口类别和患者有无易感因素综合考虑，原则上应选择相对广谱、效果肯定（选用杀菌剂而非抑菌剂）、安全及价格相对低廉的抗菌药物。头孢菌素最符合上述条件。

（1）头颈部、心血管、胸腹壁、四肢软组织手术和骨科手术，主要感染病原菌是金黄色葡萄球菌，一般首选第一代头孢菌素，如头孢唑啉、头孢拉定。

患者只有在对青霉素过敏、头孢菌素不宜使用时，针对金黄色葡萄球菌、链球菌感染才选用克林霉素。

（2）进入腹腔、盆腔、空腔脏器的手术，主要感染病原菌是革兰阴性杆菌，多使用第二代头孢菌素，如头孢呋辛。复杂且易引起感染的大手术可用第三代头孢菌素如头孢曲松、头孢噻肟。

（3）下消化道手术、涉及阴道的妇产科手术及经口咽部黏膜的头颈部手术，多有厌氧菌污染。一般是在第二代、第三代头孢菌素基础上加用针对厌氧菌的甲硝唑。

（4）肝胆系统手术：可选能在肝、胆组织和胆汁中形成较高浓度的头孢曲松、头孢哌酮或头孢哌酮/舒巴坦。

表 16-8 常见手术预防用抗菌药物表

手术名称	抗菌药物选择
颅脑手术	第一代、第二代头孢菌素，头孢曲松
颈部外科（含甲状腺）手术	第一代头孢菌素
经口咽部黏膜切口的大手术	第一代头孢菌素，可加用甲硝唑
乳腺手术	第一代头孢菌素
周围血管外科手术	第一代、第二代头孢菌素
腹外疝手术	第一代头孢菌素
胃、十二指肠手术	第一代、第二代头孢菌素
阑尾手术	第二代头孢菌素或头孢噻肟，可加用甲硝唑

续表

手 术 名 称	抗菌药物选择
结、直肠手术	第二代头孢菌素或头孢曲松或头孢噻肟,可加用甲硝唑
肝胆系统手术	第二代头孢菌素,有反复感染史者可选头孢曲松或头孢哌酮或头孢哌酮/舒巴坦
胸外科手术(食管、肺)	第一代、第二代头孢菌素,头孢曲松
心脏大血管手术	第一代、第二代头孢菌素
泌尿外科手术	第一代、第二代头孢菌素,环丙沙星
一般骨科手术	第一代头孢菌素
应用人工植入物的骨科手术(骨折内固定术、脊柱融合术、关节置换术)	第一代、第二代头孢菌素,头孢曲松
妇科手术	第一代、第二代头孢菌素或头孢曲松或头孢噻肟,涉及阴道时可加用甲硝唑
剖宫产	第一代头孢菌素(结扎脐带后给药)

注:①Ⅰ类切口手术常用预防抗菌药物为头孢唑啉或头孢拉定;②Ⅰ类切口手术常用预防抗菌药物单次使用剂量:头孢唑啉 1~2 g,头孢拉定 1~2 g,头孢呋辛 1.5 g,头孢曲松 1~2 g,甲硝唑 0.5 g;③对 β-内酰胺类抗菌药物过敏者,可选用克林霉素预防金黄色葡萄球菌、链球菌感染,可选用氨曲南预防革兰阴性杆菌感染,必要时可联合使用;④耐甲氧西林葡萄球菌检出率高的医疗机构,如进行人工材料植入手术(如人工心脏瓣膜置换、永久性心脏起搏器置入、人工关节置换等),也可选用万古霉素或去甲万古霉素预防感染。

5. 外科预防用抗菌药物的选择及给药方法　接受清洁手术者,在术前 0.5~2 h 内给药,或麻醉开始时给药,使手术切口暴露时局部组织中已达到足以杀灭手术过程中入侵切口细菌的药物浓度。如果手术时间超过 3 h,或失血量大(>1500 mL),可手术中给予第 2 剂。抗菌药物的有效覆盖时间应包括整个手术过程和手术结束后 4 h,总的预防用药时间不超过 24 h,个别情况可延长至 48 h。手术时间较短(<2 h)的清洁手术,术前用药一次即可。接受清洁-污染的手术时预防用药时间亦为 24 h,必要时延长至 48 h。污染手术可依据患者情况酌量延长。

6. 临床难治性耐药菌

(1)耐药革兰阳性菌。

有耐甲氧西林的葡萄球菌(MRS)选用万古霉素、替考拉宁。

对青霉素耐药的肺炎球菌(PRSP)选用万古霉素、左氧氟沙星。

对万古霉素耐药的肠球菌(VRE)选用利奈唑胺。

(2)耐药革兰阴性杆菌。

产超广谱 β-内酰胺酶(ESBLs)的肺炎克雷伯菌、大肠杆菌选用碳青霉烯类(泰能、美平),含酶抑制剂 β-内酰胺复方制剂。

多重耐药特性的铜绿假单胞菌选用碳青霉烯类(泰能、美平),含酶抑制剂 β-内酰胺复方制剂+氨基糖苷类或喹诺酮类抗菌药物。

多重耐药特性不动杆菌选用碳青霉烯类(泰能、美平)+氨苄西林/舒巴坦,头孢哌酮/舒巴坦或头孢哌酮/舒巴坦+氨基糖苷类。

多重耐药特性嗜麦芽窄食单胞菌选用含酶抑制剂 β-内酰胺复方制剂,对碳青霉烯类天然耐药。

7. 药代动力学/药效动力学指导临床合理使用抗菌药物 药代动力学(PK)描述药物在体内的吸收、分布、生物转化和排泄(ADME)过程,反映药物浓度和时间的关系。

药效动力学(PD)研究药物对机体的作用,即反应药效和药物浓度之间的关系。

PK/PD可以更准确地反映抗菌药物在体内的抗菌作用过程。

根据PK/PD理论将抗菌药物分为浓度依赖型和时间依赖型两类。

(1)浓度依赖型是指对致病菌的杀菌作用取决于峰浓度(C_{max}),而与作用时间关系不密切,即血药峰浓度越高,清除致病菌的作用越强。可以通过提高C_{max}来提高临床疗效。但这类药物中对于治疗窗比较狭窄的抗生素如氨基糖苷类药物,应注意在治疗中不能使药物浓度超过最低毒性剂量。

用于评价浓度依赖型药物杀菌作用的参数:AUC/MIC(AUIC),药时曲线下面积与MIC_{90}的比值;C_{max}/MIC,最高血浓度与MIC_{90}的比值。

例如,氟喹诺酮类或氨基糖苷类药物对革兰阴性杆菌的AUIC应大于125,对革兰阳性球菌应大于30才有效。

(2)时间依赖型是指抗菌作用与药物在体内大于对病原菌最低抑菌浓度(MIC)的接触时间相关,与血药峰浓度关系并不密切。主要评价参数:T大于MIC时间($T_{>MIC\%}$)为血药浓度超过MIC_{90}浓度维持时间占给药间隔时间的百分率。可通过增加每次给药量、增加每日给药次数、延长点滴时间或持续给药来提高疗效。β-内酰胺类抗菌药物血清中高于MIC浓度持续时间超过40%~60%用药间隔时间才能获得最佳疗效。抗菌药物分类如表16-9所示。

表16-9 抗菌药物分类

抗菌药类别	PK/PD参数	药 物
时间依赖型 (短PAE)	$T_{>MIC\%}$	青霉素类、头孢菌素类、氨曲南、碳青霉烯类、大环内酯类、克林霉素、氟胞嘧啶
时间依赖型 (长PAE)	AUC/MIC	四环素类、万古霉素、替考拉宁、氟康唑、阿奇霉素
浓度依赖型	AUC/MIC或C_{max}/MIC	氨基糖苷类、氟喹诺酮类、甲硝唑、两性霉素B

8. 万古霉素临床合理使用 美国感染病学会(IDSA)、美国卫生系统药师学会(ASHP)和感染病学药师学会(SIDP)的联合专家组共同制订了《万古霉素治疗成人金黄色葡萄球菌感染的治疗监测实践指南》。

(1)初始剂量:万古霉素初始剂量应根据患者实际体重计算(15~20 mg/kg,8~12 h一次),包括肥胖患者。然后根据实际血药浓度调整剂量,以获得目标治疗浓度。

(2)通过检测万古霉素谷浓度监测其用药有效性。

①避免发生耐药:金黄色葡萄球菌暴露于万古霉素谷浓度(<10 mg/L)时可产生具有万古霉素中介金黄色葡萄球菌(VISA)样特点的菌株,因此推荐其血药谷浓度应保持在高于10 mg/L,以避免发生耐药。

②通过监测万古霉素的谷浓度,减少肾毒性的发生,特别适用于接受大剂量治疗,以持续维持谷浓度在15~20 mg/L。

通过万古霉素血药浓度监测,医生可以根据PK/PD理论,使药物达到最好的杀菌效果(AUC/MIC)>400,给临床用药提供很好的帮助。同时根据其复杂的临床情况(肾功能异常等)进行判断,调整用药剂量和输注时间,达到最佳的治疗效果。

Note

第十一节 抗真菌药

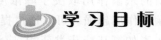

掌握抗真菌药的作用特点、临床应用和不良反应。

案例引导

某中学女生冬天和另一同学共用一脚盆,2个月后出现脚趾间瘙痒,夏天时奇痒难忍,脱皮并有渗液现象。诊断:脚癣。

提示:脚癣是由浅部真菌红色毛癣菌或絮状表皮癣菌感染,在皮屑内可形成关节孢子。真菌在自然环境中能长期生存,并有传染性,所以不要共用毛巾、脸盆、脚盆等。

真菌导致的足部感染如图 16-1 所示。

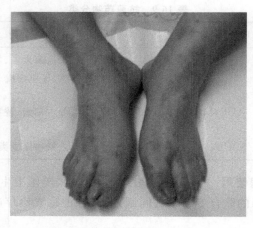

图 16-1 真菌导致的足部感染

抗真菌药是指能杀死或抑制真菌生长或繁殖的药物,用于真菌感染的治疗。真菌感染一般分为浅部真菌感染和深部真菌感染,浅部真菌感染以各种癣菌为常见,多侵犯皮肤、毛发、指(趾)甲和黏膜等部位,发病率高,危害性较小;深部致病真菌有白色念珠菌、新型隐球菌等,多侵犯深部组织和内脏器官,发病率低,但死亡率高。

一、常用抗真菌药

两性霉素 B(amphotericin B)

两性霉素 B 几乎对所有真菌有抗菌作用,抗菌谱广。静脉滴注给药用于真菌性肺炎、心内膜炎、尿路感染等;脑脊液内药物浓度为血药浓度的 2%~3%,故真菌性脑膜炎时须鞘内注射。本药是目前治疗深部真菌感染的首选药,口服可用于肠道真菌感染,局部可用于治疗指甲、皮肤黏膜等浅部真菌感染。不良反应较多、较重。急性毒性:静脉滴注给药,初次注射可出

Note

现寒战、呕吐、体温升高、静脉炎；静脉注射过快可致惊厥、心律失常；鞘内注射可引起惊厥、化学性蛛网膜炎。长时间用药出现的不良反应如下：①肾脏损伤，几乎所有用药者在疗程中均可出现不同程度的肾脏损伤，表现为氮质血症，可伴有肾小管酸中毒、钾离子和镁离子排出增多；②贫血；③心血管损伤。

氟胞嘧啶(flucytosine)

氟胞嘧啶抗菌谱较两性霉素 B 窄，对隐球菌属、念珠菌属和球拟酵母属具有较高抗菌活性。单独用药易产生耐药性，常与两性霉素 B 合用治疗隐球菌和假丝酵母菌所致的脑膜炎，是首选药。不良反应：可引起皮疹及胃肠道反应、骨髓抑制、肝损伤、肾脏损伤等。

灰黄霉素(griseofulvin)

本药对各种浅部皮肤癣菌(包括小孢子癣菌、毛癣菌、表皮癣菌)均有抑制作用，为抑菌剂；对深部真菌和细菌无效。临床用于各种癣菌感染，对头癣疗效较好，对指、趾甲角质癣的疗效较差。本药不易透过皮肤角质层，故外用无效。不良反应多但不严重，约 15% 患者出现头痛，少数患者可出现上腹部不适、恶心或腹泻等消化系统症状，一般较轻。

制霉菌素(nystatin)

制霉菌素为多烯类抗生素，其抗真菌作用、机制均与两性霉素 B 相似，但毒性更大，不宜全身用药，仅供局部应用治疗皮肤、口腔、膀胱和阴道的假丝酵母菌感染。也可用于防治免疫缺陷患者、肿瘤化疗患者或长期应用广谱抗生素患者的肠道假丝酵母菌病。

二、唑类抗真菌药

常用唑类抗真菌药如表 16-10 所示。

表 16-10 常用唑类抗真菌药

药物	抗菌谱	机 制	应 用	主要不良反应
克霉唑			局部外用	口服有贫血、消化道反应
咪康唑	广谱	抑制麦角固醇合成，使通透性增加	局部用于外阴阴道假丝酵母菌病。静脉滴注用于全身	同上，且可致静脉炎、过敏
酮康唑			口服治疗各种真菌病	偶有肝毒性
氟康唑			口服、肌内注射用于全身感染	少而轻
伊曲康唑			口服用于全身感染	胃肠反应、过敏反应

考点链接

患者，女，48 岁，外阴及阴道瘙痒，豆渣样白带，镜检为白色假丝酵母菌。诊断：外阴阴道假丝酵母菌病。给予制霉菌素栓剂外用，每晚 1 片，并口服伊曲康唑。请问用药是否合理？

分析：合理。外阴阴道假丝酵母菌病治疗原则：①消除病因；②局部用药，制霉菌素或达克宁；③阴道用碳酸氢钠灌洗；④全身用药伊曲康唑。

【主要考点】

外阴阴道白色假丝酵母菌(念珠菌)病的局部治疗药物：制霉菌素或咪康唑(达克宁栓剂)，用 2%～4% 碳酸氢钠行阴道灌洗。全身用药为伊曲康唑。

Note

小　结

真菌感染分为深部真菌感染和浅部真菌感染。深部真菌感染首选两性霉素 B,其他还有氟胞嘧啶、唑类、灰黄霉素、制霉菌素等。克霉唑和制霉菌素可用于外阴阴道假丝酵母菌病。

自　测　题

一、名词解释

抗真菌药

二、填空题

外阴阴道假丝酵母菌(念珠菌)病的局部治疗药物为_____或_____,全身用药有_____。

三、选择题

【A4 型题】

(1~2 题共用题干)

余某,女,35 岁,外阴及阴道奇痒,坐立不安,小阴唇内侧有溃疡。镜检有假丝酵母菌。诊断为外阴阴道假丝酵母菌病。

1. 该患者阴道用药下列哪项是错的?(　　　)

A.制霉菌素栓剂　　　　　　B.阿司匹林片剂　　　　　　C.达克宁栓剂

D.2%~4%碳酸氢钠　　　　E.咪康唑

2. 该患者全身用药应使用(　　　)。

A.伊曲康唑　　B.阿糖腺苷　　C.灰黄霉素　　D.利巴韦林　　E.青霉素

【X 型题】

3. 外阴阴道假丝酵母菌病的治疗药物有(　　　)。

A.齐多夫定　　　　　　　　B.制霉菌素　　　　　　　　C.咪康唑

D.2%~4%碳酸氢钠　　　　E.伊曲康唑

第十二节　抗结核病药

学习目标

掌握异烟肼和利福平的抗菌作用特点、体内过程、临床应用和不良反应。乙胺丁醇、对氨基水杨酸、吡嗪酰胺和链霉素抗结核病特点、临床应用和不良反应。

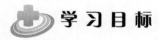案例引导

一男孩,5 岁,乏力,食欲减退,咳嗽,低烧 37.8 ℃,给予青霉素治疗 1 周无效,头孢治疗 1 周无效。痰结核杆菌检查阳性。诊断:原发性肺结核。

提示:肺结核病主要表现为咳嗽、低热、淋巴结炎,X 线示肺部有不同的病变。临

床可分为五型:Ⅰ型为原发性肺结核;Ⅱ型为血行播散型肺结核;Ⅲ型为浸润型肺结核;Ⅳ型为慢性纤维空洞型肺结核;Ⅴ型为结核性胸膜炎。

结核病是由结核分枝杆菌感染所致的慢性传染性疾病,有骨结核、肠结核、肾结核、结核性脑膜炎等,以肺结核最为常见。根据疗效、毒副作用将抗结核病药分为两大类:一线抗结核病药有异烟肼、利福平、吡嗪酰胺、链霉素和乙胺丁醇等。二线抗结核病药有环丙沙星、氧氟沙星、阿米卡星、乙硫异烟胺、对氨基水杨酸、卡那霉素等。WHO推荐的6种抗结核病基本药物是异烟肼、利福平、吡嗪酰胺、链霉素、乙胺丁醇、氨硫脲或乙硫异烟胺。

一、常用抗结核病药

异烟肼(isoniazid,INH)

【抗菌作用与机制】

异烟肼有强大的抗结核分枝杆菌作用,是全杀剂,对细胞内、外处于生长繁殖期的细菌及干酪样病灶内代谢缓慢的细菌均有杀灭作用,且在酸性和碱性环境中均能发挥作用。机制可能为抑制分枝菌酸的合成。单用异烟肼易产生耐药性,故应与其他抗结核病药合用以增强抗结核病疗效,缩短疗程,防止或延缓耐药性的产生。

【体内过程】

穿透能力强(即跨膜能力强)。口服易吸收,吸收率为90%,分布于全身各组织器官,脑脊液、胸/腹水、关节腔、肾组织中药物含量较高,脑膜炎时脑脊液中异烟肼浓度与血浆相近;易穿透细胞膜而作用于细胞内的结核分枝杆菌;能渗入纤维化或干酪样的结核病灶内。异烟肼在肝乙酰化而失活,乙酰化速度有种族遗传的差别,有快、慢两种代谢型。快者 $t_{1/2}$ 为 70 min 左右,慢者 $t_{1/2}$ 为 2～5 h。在黄种人中,慢代谢型占 10%～20%,在黑种人和白种人中慢者约占 50%。

【临床应用】

与其他抗结核病药相比,异烟肼具有疗效高、毒性小、口服方便、价格低廉等优点,为目前治疗各种类型结核病的首选药。临床上常与其他抗结核病药合用,单用适用于结核病的预防。

【不良反应】

1. 神经系统毒性 主要表现如下:①周围神经炎,表现为手、脚麻木等;②中枢神经系统症状,表现为兴奋、失眠、惊厥等。异烟肼化学结构与维生素 B_6 相似,其神经毒性可能与其增加维生素 B_6 排泄,竞争性抑制维生素 B_6 参与的神经递质的合成有关。应用维生素 B_6 可减少神经系统不良反应发生率。异烟肼大剂量中毒可用等剂量的维生素 B_6 对抗。癫痫和精神病患者禁用。

2. 肝损伤 用药期间可出现转氨酶升高、黄疸、多发性肝小叶坏死,快代谢型发生率较高,与利福平合用能增加肝毒性,故用药期间应定期查肝功能,并禁酒。

3. 其他 皮疹、发烧、嗜酸性粒细胞增加、血小板减少、口干、上消化道不适等。异烟肼具有肝药酶抑制作用。

利福平(rifampin,RFP,利福霉素,甲哌利福霉素)

【体内过程】

利福平口服吸收率可达 90% 以上,食物和对氨基水杨酸可减少其吸收,应空腹服用,两药合用应间隔 8～12 h;穿透力强,体内广泛分布于各组织和体液,均可达到有效抗菌浓度;能进入细胞内、结核空洞内和痰液中。代谢在肝脏,代谢物呈橘红色,可经尿、粪、泪液、痰和汗液排泄。

【抗菌作用与耐药性】

利福平抗菌谱广,对结核分枝杆菌、麻风杆菌、革兰阳性菌尤其是耐药金黄色葡萄球菌有强大的抗菌作用;对革兰阴性菌、某些病毒和沙眼衣原体也有抑制作用,对静止期和繁殖期细菌均有效。可渗入吞噬细胞而杀灭细胞内的结核杆菌,是全杀剂。微生物单用利福平可迅速产生耐药性,但利福平与其他抗结核病药之间无交叉耐药。在体内,利福平可增强异烟肼和链霉素的抗结核分枝杆菌作用,并延缓耐药性的产生。利福平的抗菌机制:特异性地抑制敏感微生物的依赖 DNA 的 RNA 多聚酶,而阻碍其 mRNA 的合成。

【临床应用】

(1)各种类型的结核病:目前治疗结核病的主要药物之一,常与其他抗结核病药合用以增强疗效,防止耐药性的产生。

(2)麻风病:目前治疗麻风病的最重要的药物之一。

(3)耐药金黄色葡萄球菌及其他敏感菌的感染。

(4)严重的胆道感染。

【不良反应】

出现恶心、呕吐等胃肠反应,多不严重。可引起肝损伤,出现黄疸等,肝功能正常者较少见;慢性肝病、酒精中毒或与异烟肼合用时较易出现肝损伤,用药期间应定期检查肝功能。动物实验表明利福平有致畸作用,妊娠早期禁用。此外,因药物及其代谢物为橘红色,用药者的粪、尿、泪、汗、痰、乳汁等可被染成橘红色,应事先告知患者。

乙胺丁醇(ethambutol,EMB)

乙胺丁醇抗结核分枝杆菌作用比异烟肼、利福平和链霉素弱,是一种抑菌剂,对其他微生物几乎无作用。单用可产生耐药性,但较缓慢,且与其他抗结核病药无交叉耐药现象,对异烟肼和链霉素耐药的菌株使用本品仍有效。常与其他抗结核病药合用于治疗各型结核病,特别是用异烟肼和链霉素治疗无效的患者。目前常用量为 15 mg/(kg·d),不良反应发生率低。较严重的毒性反应为球后视神经炎,表现为弱视、视野缩小、红绿色盲等,其发生率与剂量相关,应每月检查肝功能和视力、视野及辨色力,停药可恢复。其他有皮疹和药物热,发生率较低。

链霉素(streptomycin,SM)

链霉素是第一个用于临床的抗结核病药。本药抗结核分枝杆菌穿透力较利福平和异烟肼弱,易产生耐药性,加上长期应用耳毒性、肾毒性增强,故本药在抗结核病药中的地位日趋下降。目前多联合用药治疗重症结核病,如播散性结核、结核性脑膜炎等。

吡嗪酰胺(pyrazinamide,PZA)

吡嗪酰胺抗结核分枝杆菌作用弱于异烟肼、利福平和链霉素,在酸性环境中细胞内结核分枝杆菌及干酪样病灶内代谢缓慢的细菌杀菌作用较强,是半杀剂,与异烟肼和利福平合用有显著的协同作用。单用本药迅速产生耐药性,与其他抗结核病药无交叉耐药现象。现临床上常采用低剂量短疗程的吡嗪酰胺进行三联或四联用药,用于治疗其他抗结核病药疗效不佳的患者。不良反应发生率较高、反应较重的为肝损伤,肝功能异常者禁用。本药抑制尿酸的排泄,可诱发痛风,应每月查肝功能并适时查血尿酸。

对氨基水杨酸(para-aminosalicylic acid,PAS)

对氨基水杨酸对结核分枝杆菌仅有抑制作用,单用价值不大。耐药性产生缓慢,常与其他抗结核病药联合使用以减少耐药性。本药毒性低,胃肠刺激症状较常见,饭后服药或加服抗酸药可以减轻反应。

乙硫异烟胺(ethionamide)

乙硫异烟胺是抑菌剂,不良反应较多,故临床作为二线药物,只有在一线药物无效或不能应用时,才可与其他药物联合应用。

氨硫脲(thiosemicarbazone,TB1)

氨硫脲对结核分枝杆菌、麻风杆菌有抑制作用。单独应用易产生耐药性,常与链霉素和异烟肼合用,治疗肺结核和淋巴结核,对结核性脑膜炎和粟粒性肺结核无效。不良反应为胃肠道反应、造血抑制、白细胞减少、肝功能损伤,用药期间需定期查血常规、肝功能。

卡那霉素(kanamycin,KM)

由于耳毒性和肾毒性较大,仅用于治疗对一线抗结核病药均有耐药性的多重耐药菌感染患者。

常用抗结核病药的主要不良反应及注意事项见表 16-11。

表 16-11 常用抗结核病药的主要不良反应及注意事项

药 名	缩写	主要不良反应	注 意 事 项
异烟肼	INH	末梢神经炎、肝功能损伤	同服维生素 B$_6$ 可预防末梢神经炎,合用利福平可增加肝毒性,每月定期查肝功能
利福平	RFP	肝功能损伤、变态反应	合用异烟肼可增加肝毒性,多在治疗头 2 个月出现,每月查肝功能
链霉素	SM	听力障碍、眩晕、肾功能损伤	细心观察前庭功能和听力功能,每月查血尿素氮
吡嗪酰胺	PZA	肝功能损伤、尿酸血症、痛风	每月查肝功能并适时查血尿酸
乙胺丁醇	EMB	视神经炎	每月查视力、视野及辨色力
对氨基水杨酸	PAS	胃肠道反应、肾损伤	不能与利福平同时合用。加服碳酸氢钠可减轻肾损伤
氨硫脲	TB1	肝功能损伤、胃肠道反应、造血抑制	每月查肝功能、血常规
卡那霉素	KM	听力障碍、眩晕、肾功能损伤	细心观察前庭功能和听力功能,每月查血尿素氮

二、结核病化学治疗的原则

1. 早期用药 早期结核多为浸润型,病灶血流量较大,药物容易进入病灶,而晚期常有纤维化、干酪化及厚壁空洞形成,药物不易接近结核分枝杆菌;早期结核分枝杆菌处于增殖期,对药物较敏感,早期患者抵抗力较好。

2. 联合用药　提高疗效、降低药物毒性、缩短疗程、防止或延缓耐药性的产生,在结核病治疗中必须强调采用二联、三联甚至四联用药。联合用药中,必须保证至少有 2 种药对结核分枝杆菌敏感。一般以异烟肼为基础,加其他 1～2 种抗结核病药。对重症结核病如结核性脑膜炎、结核空洞、肾结核开始就应采用 4 种或更多抗结核病药联用。

3. 适量用药　这是指在制订个体化抗结核病的化疗方案中,对每一个抗结核病药物剂量的选择要适当。药量不足,组织内药物难以达到有效浓度,且易诱发细菌耐药性;剂量过大则易引起严重不良反应而使治疗中断。

4. 规律用药　为保证疗效,避免病变的迁延和复发,目前已广泛采用短期疗法。短期疗法(6～9 个月)是一种强化疗法,最初 2 个月每日给予异烟肼、利福平与吡嗪酰胺,以后 4 个月每日给予异烟肼和利福平(即 2HRZ/4HR 方案)。大多用于单纯性结核的初治,疗效好。如病情严重则应采用三联甚至四联用药。

5. 全程用药　结核分枝杆菌可处于对药物不敏感的静止状态,也可处于药物不易接近的环境,故治疗结核病需要全程规律用药。治疗结核在开始阶段多采用强化治疗,待病情得到控制后可采用维持治疗以巩固疗效防止复发。

三、结核病的治疗要点

1. 用药指导　肺结核治疗原则是早期、联合、适量、规律、全程用药。在患者服药期间指导患者及家属切记治疗一定要持之以恒,不可随意间断或减量、减药或加大剂量,患者必须备足够的药物并将每日服药纳入日常生活中,宜将药固定放置于容易看到的地方,并在家人或者督导医生的监督下服用,以免漏服。如未能按时服药,应在 24 h 内采取补救措施及时补上,但不能一次双份剂量,以免影响血药浓度。长期服用抗结核病药需注意不良反应,如利福平,宜早晨空腹服用,抗结核病药物大多对肝脏有损伤,故要在加服护肝药的同时指导患者定期复查(每月复查肝功能、肾功能,每 3 个月复查胸片)。

2. 心理指导　大多数肺结核患者对肺结核缺乏正确的认识,病后因治疗时间长,在活动期因具有传染性而被隔离,患者的生活和工作受到了影响,患者出现焦虑、烦躁、恐慌、自卑的心理,担心朋友及家人嫌弃自己,担心治疗效果和药物不良反应,还有一部分患者在服药 1～2 个月后咳嗽、咳痰症状消失,食欲大增、体重增加,产生了轻视病情的心理而停止服药。因为心理因素直接影响到疾病的药物治疗效果,所以医务督导人员要多与患者交谈,倾听他们的心声,为他们排忧解难,讲解肺结核病知识,告诉他们只要坚持按疗程服药,肺结核病的治疗效果非常好,治愈率高,并说明情绪对治疗效果的影响。经过心理疏导,消除患者的紧张、恐惧及自卑心理,使之情绪稳定,建立战胜疾病的信心。让患者保持乐观积极的心理非常重要,嘱家人要多关心患者,为患者创造一个温馨轻松的家庭氛围。

3. 饮食指导　饮食治疗对肺结核病相当重要,肺结核病是慢性消耗性疾病,要指导患者加强营养。在普通饮食的基础上,再给以高热量、高维生素、高蛋白饮食,如牛奶、豆浆、蛋类、肉类、蔬菜、水果等,可提高机体免疫力,增强各脏器功能,忌辛辣刺激性食物,忌烟、酒、浓茶、咖啡、炸煎食物和烧烤食物等,以清淡为主,多饮水。咯血者还应冷食,一部分病例有胃肠道反应,一般采用少食多餐。多摄入钙质有利病灶钙化愈合,故嘱患者多饮骨头汤。

4. 休息及活动指导　患者在服药期间起居要规律,注意休息,保证充足睡眠,不能操劳,节制房事,但在非活动期可进行适宜的户外活动,如散步、打太极、体操等,可呼吸新鲜空气。在饮食、药物治疗的同时,应积极配合体育锻炼,根据年龄、性别、病情、爱好选择自己合适的运动方式,以增强体质,增强抗病能力。

5. 生活指导

（1）居室方面：患者居室要保持清静、空气流通、阳光充足、地面保持一定湿度，避免烟尘。

（2）用具方面：衣被、书籍要经常暴晒，在强烈阳光下暴晒 2 h，餐具用后煮沸 5 min 再洗涤，患者有单独一套用物。

（3）日常方面：不随地吐痰，痰吐在纸盒内用火焚烧，避免出入人口密集的公共场所或戴口罩，避免传染他人。

通过定期上门随访或电话随访，进行用药指导、饮食指导、休息与活动、心理指导等的督导和健康教育服务，患者在家属全面、耐心、细致照顾下，能够完成肺结核的全疗程治疗。所以肺结核患者在服药期间的督导与健康教育是相当重要的，随时让患者保持乐观情绪，树立战胜疾病的信心，积极配合治疗，对疾病的治愈有很好的效果，可以提高肺结核病的治愈率，减少耐药性的产生和病后复发率。

四、抗麻风病药

麻风病是由麻风杆菌引起的慢性传染病，临床表现为麻木性皮肤损伤、神经粗大，严重者甚至肢端残废。

氨苯砜（dapsone，DDS）

氨苯砜对麻风杆菌有较强的抑制作用，对其他微生物几乎无作用。主要用于麻风病的治疗，为治疗麻风病的首选药。用药 3～6 个月后，患者自觉症状好转，鼻、口、咽喉和皮肤病变逐渐恢复，麻风杆菌逐渐消失，需连续用药治疗 1～3 年。不良反应有头痛、药物热、药疹等。剂量过大可致肝损伤和剥脱性皮炎。

氯法齐明（clofazimine）

氯法齐明又名氯苯吩嗪，可抑制麻风杆菌，常与氨苯砜或利福平合用于治疗各型麻风病。

利福平

利福平对麻风杆菌有杀菌作用，单独应用易产生耐药性，常与其他抗麻风病药联合使用。

考点链接

患者，男，10 岁，诊断为急性粟粒性肺结核。出现中毒症状，高热，面色苍白，食欲减退，盗汗。医生采取四联用药：异烟肼（INH）、利福平（RFP）、吡嗪酰胺（PZA）、链霉素（SM）加泼尼松。该处方合理吗？

分析：合理。儿童急性粟粒性肺结核，早期抗结核治疗非常重要，目前主张分两阶段进行化疗，即强化治疗阶段和维持治疗阶段，此方案可提高疗效。在强化治疗阶段，给予强有力的四联杀菌药物异烟肼（INH）、利福平（RFP）、吡嗪酰胺（PZA）、链霉素（SM）。SM 能杀灭在碱性环境中生长、分裂、繁殖活跃的细胞外结核分枝杆菌。PZA 能杀灭在酸性环境中细胞内及干酪样病灶内代谢缓慢的结核分枝杆菌。伴有中毒症状，在应用足量抗结核病药物的同时，可加用肾上腺皮质激素，如泼尼松，疗程 1～2 个月。

【主要考点】

①杀菌剂有哪些？其中全杀剂有哪些？半杀剂有哪些？抑菌剂有哪些？

②抗结核病药的应用原则。

③抗结核病药的使用方法。

④常用抗结核病药的主要不良反应及注意事项。

小 结

结核病是由结核分枝杆菌引起的慢性传染病,需较长时间治疗。抗结核病药按其疗效分为一线抗结核病药和二线抗结核病药。杀菌药有异烟肼、利福平、链霉素、吡嗪酰胺,抑菌药有乙胺丁醇、对氨基水杨酸、氨硫脲、卡那霉素等。异烟肼因其杀菌力强、穿透性好,是各类结核的各种治疗方案的首选药和基础药。各类抗结核病药不良反应都较大,要定期做好复查工作。治疗结核的原则是早期、联合、适量、规律、全程用药。麻风病首选氨苯砜。

自 测 题

一、名词解释

1.全杀剂 2.短期疗法

二、填空题

治疗结核病的首选药是_____;INH 和 RFP 合用较易发生_____损害,故应定期检查_____;全杀药有_____、_____;半杀药有_____、_____。

三、选择题

【A1 型题】

1. 各类结核病首选药是( )。

A.链霉素 B.利福平 C.异烟肼 D.乙胺丁醇 E.吡嗪酰胺

2. 为防治异烟肼所致外周神经炎,每日可同服( )。

A.维生素 B_1 B.维生素 B_6 C.维生素 B_2 D.维生素 C E.维生素 B_{12}

3. 用异烟肼和利福平治疗期间应注意检查( )。

A.听力 B.视力 C.肝功能 D.肾功能 E.血尿酸

4. 下列常用抗结核病药中能够引起球后视神经炎的是( )。

A.利福平 B.异烟肼 C.乙胺丁醇 D.链霉素 E.吡嗪酰胺

5. 抗结核病药联合用药的目的是( )。

A.减轻注射时疼痛 B.利于药物进入结核病灶 C.延长药物作用时间

D.加速药物排泄 E.产生协同作用,并延缓耐药性的产生

6. 下列不属于结核病治疗原则的是( )。

A.早期 B.大量 C.联合 D.规律 E.全程

【A2 型题】

7. 仇某,女,48 岁,诊断为"肺结核",应用链霉素抗结核治疗,出现嘴唇发麻,为减轻链霉素毒性,可应用( )。

A.氯化钾 B.氯化镁 C.氯化钙 D.维生素 C E.维生素 D

【A3 型题】

孙某,女,20 岁,持续咳嗽、低热、盗汗 5 个月,咯血约 10 mL。诊断为右上肺浸润型肺结核。医生给予异烟肼、利福平、乙胺丁醇治疗。

8. 用药期间应嘱患者( )。

A.每月查肾功能 B.每月查肝功能 C.每月查血尿酸

D.每月查白细胞 E.每月查听力

9. 用药期间出现视物模糊,多为哪种药的不良反应?(　　)

A. 异烟肼　　　　　　　　B. 利福平　　　　　　　　C. 异烟肼+乙胺丁醇

D. 异烟肼+利福平　　　　E. 乙胺丁醇

【A4 型题】

(10～11 题共用题干和选项)

魏某,男,30 岁,低热伴咳嗽 1 个月,有时夜间盗汗,体温 37.8 ℃,右上肺叩诊稍浊,可闻及支气管肺泡呼吸音和少许湿啰音,结核菌素试验强阳性。诊断为右上肺继发性肺结核。

A. 利福平　　B. 异烟肼　　C. 吡嗪酰胺　　D. 青霉素　　E. 乙胺丁醇

10. 该患者不能选上述哪种药?(　　)

11. 上述哪种药是抑菌剂?(　　)

【B 型题】

(12～14 题共用选项)

A. 乙胺丁醇　　B. 链霉素　　C. 吡嗪酰胺　　D. 异烟肼　　E. 利福平

12. 肺结核化疗时可出现耳聋和肾功能损伤的药物是(　　)。

13. 肺结核化疗时可引起尿酸增高的药物是(　　)。

14. 肺结核化疗时可出现视神经炎的药物是(　　)。

【X 型题】

15. 小儿急性粟粒性肺结核治疗应选用下列哪些药物?(　　)

A. 链霉素　　B. 吡嗪酰胺　　C. 利福平　　D. 异烟肼　　E. 卡那霉素

16. 下列药物中全杀剂有(　　)。

A. 链霉素　　B. 吡嗪酰胺　　C. 利福平　　D. 异烟肼　　E. 卡那霉素

17. 下列药物中半杀剂有(　　)。

A. 乙胺丁醇　　　　　　　B. 链霉素　　　　　　　　C. 对氨基水杨酸

D. 利福平　　　　　　　　E. 吡嗪酰胺

18. 一线抗结核病药有(　　)。

A. 链霉素　　B. 吡嗪酰胺　　C. 利福平　　D. 异烟肼　　E. 卡那霉素

四、简答题

比较各种抗结核病药的不良反应及应用注意事项。

(饶玉良)

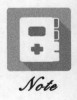

参考文献

CANKAOWENXIAN

［1］ 杨宝峰.药理学［M］.8 版.北京：人民卫生出版社，2013.

［2］ 秦红兵.护理药理学［M］.2 版.北京：人民卫生出版社，2014.

［3］ 王志亮，胡鹏飞.用药基础［M］.2 版.武汉：华中科技大学出版社，2016.

［4］ 姜远英，文爱东.临床药物治疗学［M］.4 版.北京：人民卫生出版社，2016.

［5］ 罗跃娥，樊一桥.药理学［M］.3 版.北京：人民卫生出版社，2018.

［6］ 秦红兵，苏浸淇.药理学［M］.3 版.北京：高等教育出版社，2018.